Shivlal Vishnoi
Mangesh Phadnaik

Sistemas locais de administração de medicamentos na terapia periodontal

Shivlal Vishnoi
Mangesh Phadnaik

Sistemas locais de administração de medicamentos na terapia periodontal

ScienciaScripts

Imprint

Cover image: www.ingimage.com

This book is a translation from the original published under ISBN 978-3-659-86493-3.

Publisher:
Sciencia Scripts
is a trademark of
Dodo Books Indian Ocean Ltd. and OmniScriptum S.R.L publishing group

120 High Road, East Finchley, London, N2 9ED, United Kingdom
Str. Armeneasca 28/1, office 1, Chisinau MD-2012, Republic of Moldova, Europe
Managing Directors: Ieva Konstantinova, Victoria Ursu
info@omniscriptum.com

Printed at: see last page
ISBN: 978-620-8-53457-8

ÍNDICE

1. INTRODUÇÃO

A doença periodontal não é uma doença dos idosos. Começa na infância e, geralmente, a sua prevalência e gravidade aumentam com a idade. Assim, a fase terminal da doença é observada muito mais frequentemente em adultos, independentemente da idade, sexo, educação, residência ou estatuto socioeconómico.

A doença periodontal compreende um grupo de condições inflamatórias dos tecidos de suporte dos dentes que são iniciadas por microrganismos associados à placa dentária que colonizam os dentes e infectam os seus arredores. No entanto, a natureza da doença periodontal resultante da placa dentária parece depender, em grande medida, da interação entre o agente bacteriano, o ambiente e a resposta dos mecanismos de defesa do hospedeiro a um ataque bacteriano[1] (Fig. 1).

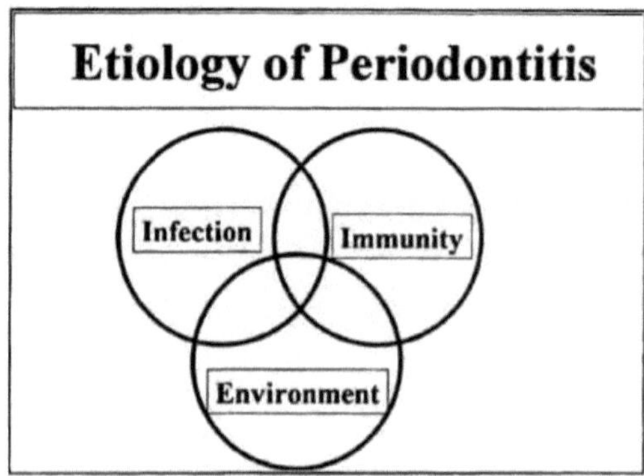

Fig1 Representação diagramática da tríade de factores envolvidos na etiologia da doença periodontal inflamatória

Populações bacterianas altamente organizadas formam a frente de avanço apical das bolsas periodontais na proximidade da destruição do tecido conjuntivo e do osso alveolar[2]. Proporções elevadas de algumas espécies microbianas subgengivais têm sido associadas à atividade destrutiva da doença periodontal. Os potenciais periodontopatógenos incluem *Actinobacillus actinomycetemcomitans, Porphyromonas gingivalis, Prevotella intermedia, Bacteroides forsythus, Peptostreptococcus micros, Campylobacter rectus, Eikenella corrodens, Fusobacterium nucleatum, espécies de Eubacterium, Treponema denticola, espécies de Selemonas, estreptococos beta hemolíticos,* uma variedade de *bastonetes entéricos, Pseudomonas, Enterococci, estafilococos* e possivelmente *Yseasts*[3].

As doenças periodontais são consideradas infecções do periodonto, porque existe uma etiologia bacteriana, uma resposta imunitária e a destruição dos tecidos.

A eliminação ou supressão adequada de microrganismos supostamente periodontopáticos na microbiota subgengival é o objetivo final de qualquer terapia periodontal, essencial para a cicatrização periodontal.

Tradicionalmente, a terapia periodontal tem sido direcionada para alterar o ambiente periodontal para um que seja menos propício à retenção de placa bacteriana na proximidade dos tecidos gengivais, em particular o aparelho de inserção marginal. Os regimes terapêuticos clássicos para atingir este objetivo incluem alguns ou todos os seguintes procedimentos: instrução sobre a técnica de higiene oral para atingir um nível adequado de limpeza oral, destartarização e alisamento radicular, correção de margens dentárias restauradoras inadequadas e a eliminação cirúrgica de bolsas ou outros defeitos anatómicos que ajudam a retenção bacteriana e interferem com a remoção da placa bacteriana[1].

Com a crescente sensibilização para a etiologia bacteriana da doença periodontal e, em particular, para a hipótese de estarem envolvidas bactérias específicas, uma abordagem mais direta utilizando agentes antimicrobianos tornou-se parte integrante do arsenal terapêutico[1].

A etiologia microbiana da periodontite humana sugere que os agentes antimicrobianos são uma das opções de tratamento eficazes. Os agentes patogénicos putativos associados às doenças periodontais são susceptíveis a uma variedade de anti-sépticos e antibióticos[3].

A administração de agentes antibacterianos no local da doença tem sido efectuada por administração sistémica ou tópica.

Há provas de que a administração sistémica de antibióticos está reservada quer para os doentes com degradação periodontal contínua, mesmo após o tratamento convencional (não responsivos), quer para os doentes com um risco reconhecido de degradação periodontal (por exemplo, periodontite agressiva)[5].

No entanto, a utilização rotineira de antibióticos durante longos períodos de tempo está contra-indicada devido ao desenvolvimento de estirpes bacterianas resistentes e a possíveis efeitos secundários sistémicos. A administração tópica de agentes antibacterianos sob a forma de colutórios demonstrou ser eficaz no controlo da placa supragengival. No entanto, o seu acesso à bolsa periodontal e à flora subgengival é limitado e, por conseguinte, ineficaz no controlo da progressão da doença periodontal.

A administração local de agentes quimioterapêuticos nas bolsas através de uma seringa ou de um dispositivo de irrigação demonstrou ter um efeito na flora subgengival, mas, clinicamente, não foi eficaz para travar a progressão da perda de inserção periodontal. A falta de eficácia clínica deve-se provavelmente ao curto período de tempo que a solução de irrigação permanece em contacto com o ambiente da bolsa.

O recente desenvolvimento de sistemas sofisticados de administração local, colocados subgengivalmente, proporcionou a possibilidade de manter níveis eficazes de agentes antibacterianos intrabucais durante longos períodos de tempo. Estes sistemas forneceram à profissão uma nova ferramenta que, em ensaios clínicos, demonstrou alterar a flora subgengival e influenciar a cicatrização do aparelho de fixação marginal[1].

Uma das primeiras aplicações práticas resultantes dos novos conhecimentos da década de 1970 parece ser a utilização de agentes antimicrobianos de libertação controlada para a destruição de bactérias patogénicas que residem na bolsa periodontal, na parede de tecido mole da bolsa e no cemento exposto ou na dentina redicular[6].

Recentemente, vários antibióticos foram aperfeiçoados para utilização como produtos de administração local destinados especificamente ao tratamento de doenças periodontais destrutivas.

O conceito de administração de um antibiótico na área imediata da infeção é atrativo. Permite a administração de concentrações elevadas de fármaco diretamente no local infetado e elimina ou diminui o potencial de criação de resistência aos antibióticos.

Muitos agentes antimicrobianos foram testados quanto à sua eficácia no tratamento periodontal adjuvante. Estes incluem a tetraciclina, a doxiciclina, a minociclina, o metronidazol, a clorexidina, a amoxicilina, a espiramicina, a azitromicina, a ofloxacina, a amoxicilina e o ácido clavulânico, o bicarbonato de sódio e o peróxido de hidrogénio, o fluoreto estanoso, o fluoreto de amina, o triclosan, o iodo povidona e o peroxidifosfato tetrapotássico. Estes agentes foram testados como intervenções sistémicas ou locais (ou ambas) e envolveram uma variedade de modos de administração, incluindo cápsula, gel, enxaguamento, irrigante, pasta, pastilha, tira, películas/placas, pomada, microesfera, polímeros e fibras[7].

Nos últimos anos, existem relatórios que sugerem que o desbridamento mecânico, juntamente com a terapia antimicrobiana adjuvante administrada localmente, é altamente eficaz na gestão das doenças periodontais e pode, por conseguinte, reduzir a necessidade de cirurgia.

2. BIOFILMES DENTÁRIOS - ALVOS TERAPÊUTICOS DIFÍCEIS

O termo "*biofilme*" descreve a comunidade microbiana relativamente indefinível associada a uma superfície dentária ou a qualquer outro material duro que não se desprenda.

Os biofilmes são estruturas fascinantes e omnipresentes; formam-se em praticamente todas as superfícies imersas em ambientes aquosos naturais. Os biofilmes formam-se com particular rapidez em sistemas de fluxo onde as bactérias recebem regularmente nutrientes. A formação rápida de camadas visíveis de microrganismos devido ao crescimento bacteriano extensivo acompanhado pela excreção de uma quantidade abundante de polímeros extracelulares é típica dos biofilmes[8].

A formação de biofilmes é um processo faseado (Fig. 2), que começa com a adesão de microrganismos planctónicos a uma superfície. As etapas seguintes envolvem a colonização, a co-adesão, o crescimento e a maturação e, finalmente, o desprendimento de alguns microrganismos[9].

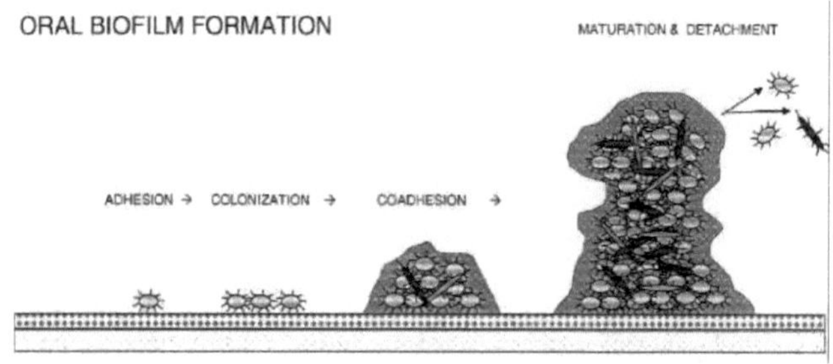

Fig 2 Processo faseado de formação de biofilme

São o método preferido de crescimento de muitas e talvez da maioria das espécies de bactérias.

A placa dentária, como depósito microbiano natural, representa um verdadeiro biofilme que consiste em bactérias numa matriz composta principalmente por polímeros bacterianos extracelulares e produtos do exsudado salivar e/ou gengival[8].

As doenças periodontais devem ser consideradas como consequências de desequilíbrios ecológicos dos biofilmes microbianos orais. As doenças periodontais são causadas por microrganismos pertencentes à microflora oral residente e não por agentes patogénicos microbianos clássicos[8].

Os microrganismos anaeróbios mistos estão envolvidos na doença periodontal, que se desenvolve quando o equilíbrio da comunidade da placa bacteriana é alterado e a inflamação é induzida. O ambiente é alterado por um aumento do fluxo de fluido crevicular gengival, aumento de nutrientes e aumento do pH que favorece o crescimento de agentes patogénicos periodontais que podem contribuir para a destruição periodontal[9].

O modo de crescimento do biofilme parece ser muito vantajoso para os microrganismos. Uma das principais vantagens é a proteção. Os biofilmes protegem as espécies colonizadoras de microrganismos concorrentes, de factores ambientais, de mecanismos de defesa do hospedeiro e de substâncias potencialmente tóxicas presentes no ambiente[9].

Os biofilmes também podem facilitar o processamento e a absorção de nutrientes, a alimentação cruzada (uma espécie que fornece nutrientes a outra), a remoção de produtos metabólicos potencialmente nocivos (frequentemente através da utilização por outras bactérias), bem como o desenvolvimento de um ambiente físico-químico adequado (como um potencial de oxidação-redução corretamente reduzido)[10].

Quando organizados em biofilmes, os microrganismos são menos susceptíveis aos antimicrobianos e mais resistentes aos mecanismos de defesa imunitária. A concentração de um agente que mata os microrganismos planctónicos pode ter de ser aumentada 10 a 1000 vezes para ter a mesma eficácia nos microrganismos de um biofilme. Esta resistência relativa aos agentes antimicrobianos explica em parte a razão pela qual muitos agentes profilácticos orais que se prevê serem eficazes em ensaios *in vitro* apresentam apenas efeitos clínicos marginais[9].

A penetração retardada ou incompleta do agente no biofilme, ou a taxa de crescimento reduzida dos microrganismos devido a limitações de nutrientes, tem sido considerada uma razão para a falta de eficácia. Outra explicação provável é o facto de os microrganismos dentro de um biofilme estarem fisiologicamente alterados devido a uma expressão genética diferencial[9].

3. AGENTES PATOGÉNICOS PERIODONTAIS

As microbiotas orais estão entre as mais complexas do corpo, sendo compostas por várias centenas de taxa. Aproximadamente uma dúzia das várias centenas de taxa bacterianos que podem habitar a cavidade oral humana foram implicados como agentes patogénicos periodontais. Estas espécies incluem *Actinobacillus actinomycetemcomitans (AA), Bacteroides forsythus, Campylobacter rectus, Fusobacterium nucleatum, Prevotella intermedia/nigrescens, Porphyromonas gingivalis e Treponemes*[11].

Três espécies, *A. actinomycetemcomitans, P. gingivalis* e *B. forsythus*, foram fortemente associadas ao estado da doença periodontal, à progressão e ao insucesso da terapia[11].

Outras espécies, tais como *F. nucleatum, Campylobacter rectus, P. intermedia, P. nigrescens, Eubacterium nodatum, Peptostreptococcus micros* e várias *espiroquetas*, foram também implicadas na causa de doenças periodontais, embora as provas do seu papel causal sejam menos extensas[3].

Mais recentemente, foi proposto que os vírus, incluindo o *citomegalovírus (CMV), o vírus Epstein-Barr (EBV), o papilomavírus e o vírus Herpes simplex (HSV),* desempenham um papel na causa das doenças periodontais, possivelmente através da alteração da resposta do hospedeiro ao microbiota subgengival local[12].

4. EFEITOS ANTIMICROBIANOS DO DESBRIDAMENTO MECÂNICO

O tratamento antimicrobiano em periodontia vai desde o desbridamento mecânico (supragengival e subgengival) da superfície dentária e a remoção caseira da placa bacteriana até à administração local e sistémica de agentes antimicrobianos químicos. O desbridamento mecânico da raiz, tanto com como sem acesso cirúrgico aos locais subgengivais, é um pré-requisito para o controlo das infecções periodontais[7].

DESBRIDAMENTO SUPRAGENGIVAL

O desbridamento supragengival profissional tem como objetivo a eliminação da placa bacteriana. No entanto, alguma placa permanece mesmo imediatamente após o desbridamento supragengival profissional[7]. A influência da remoção da placa supragengival na microbiota subgengival é objeto de controvérsia.

A maioria dos estudos que examinam os efeitos da remoção da placa supragengival na placa em bolsas mais profundas do que aproximadamente 3 mm, não encontram alterações significativas na microbiota subgengival[14,15].

Em contraste, alguns autores afirmam que o desbridamento supragengival profissional tem efeitos relevantes na microbiota subgengival, tais como a redução das contagens totais viáveis, o aumento das proporções de cocos e bastonetes gram positivos e uma diminuição dos agentes patogénicos periodontais, tais como *A. actinomycetemcomitans, B. forsythus, P. gingivalis* e *T. denticola*[16,17].

A raspagem supragengival por si só é insuficiente para o tratamento da periodontite[18].

DESBRIDAMENTO SUBGENGIVAL

A instrumentação da área subgengival tem como objetivo remover o máximo possível do biofilme bacteriano e do cálculo subgengival.

No entanto, a destartarização subgengival completa é tecnicamente exigente, uma vez que o acesso e a visibilidade da área são limitados, pelo que a remoção completa da placa subgengival e do cálculo raramente é conseguida[19].

Uma revisão crítica dos estudos que avaliam a eficácia dos procedimentos de desbridamento subgengival através de uma variedade de métodos de avaliação mostra que uma vasta gama de aproximadamente 5 % a 80 % das raízes tratadas apresentam depósitos residuais de placa ou de cálculo.

Até 30 % da área total da superfície destas raízes pode estar coberta com cálculo residual após a destartarização subgengival. A eficácia da destartarização é reduzida com o aumento da profundidade da bolsa e do envolvimento da furca[20,21].

Foi demonstrado que a acessibilidade máxima do instrumento está limitada a aproximadamente 10 mm de profundidade de sondagem [22].

Nem a instrumentação manual nem a motorizada provaram ser efetivamente mais eficazes em procedimentos de destartarização subgengival em superfícies planas. A remoção completa do cálculo de uma superfície radicular periodontalmente doente é rara[23].

No entanto, na região molar, a utilização de instrumentos oscilantes ou rotativos com pontas finas que permitem um bom acesso à furca demonstrou ser superior à utilização de instrumentos manuais em termos de remoção de placa bacteriana e cálculo[24].

Impacto da destartarização e alisamento radicular no microbiota subgengival

Embora os desenhos dos estudos variem muito, pode concluir-se que as contagens totais viáveis são reduzidas em cerca de 99% imediatamente após um desbridamento completo.

Assim, apesar da grande redução, está para além do poder das actuais modalidades terapêuticas mecânicas erradicar todas as bactérias, devido à eficácia limitada da instrumentação e ao facto de as bactérias residirem nos tecidos moles, ou nas irregularidades das superfícies radiculares e túbulos dentinários[25,26].

Ocorre o recrescimento bacteriano e a recolonização da bolsa, com as contagens bacterianas subgengivais a serem restauradas para valores quase pré-tratamento 3 a 7 dias após o tratamento[27].

Verificou-se uma diminuição significativa das contagens médias, da prevalência específica do local e das proporções após a terapia para *B. forsythus, P. gingivalis e T. denticola*[26].

Em contraste, ocorre um aumento significativo na proporção média de *espécies de Actinomyces, Veillonella parvula, espécies de Capnocytophaga* e *Streptococci* não periodontopáticos, com a dinâmica da recolonização subgengival a parecer desempenhar um papel importante.

É pouco provável que os nichos ecológicos para as bactérias, para além das bolsas periodontais, dentro da cavidade oral, sejam afectados pela destartarização, uma vez que as membranas mucosas orais, o dorso da língua e a saliva podem constituir uma fonte de recolonização[28].

Com uma higiene oral deficiente, uma microbiota subgengival patogénica pode já estar restabelecida dentro de 42-60 dias após uma única sessão de desbridamento[29,30]. Em comparação, os microrganismos da placa supragengival reaparecem dentro de horas ou dias após a limpeza dos dentes[31].

O acesso adequado para o desbridamento subgengival é mais difícil à medida que a profundidade de sondagem aumenta e sugere-se que a remoção completa da placa bacteriana e do cálculo é quase impossível em bolsas com mais de 4 mm de profundidade para instrumentos manuais e ligeiramente mais profundas para instrumentos eléctricos.

Para evitar a recuperação dos níveis pré-tratamento dos agentes patogénicos periodontais na placa subgengival, é essencial a instrumentação repetida e a remoção mecânica da placa subgengival.

Isto sublinha a importância da terapia periodontal de suporte efectuada regularmente, incluindo o desbridamento subgengival de bolsas com profundidade superior a 3 a 4 mm.

Deficiências do desbridamento subgengival

O efeito temporário da raspagem subgengival e do alisamento radicular e a sua incapacidade de erradicar todos os agentes patogénicos periodontais são explicados pela anatomia ou dimensão desfavoráveis das bolsas periodontais, que comprometem a instrumentação mecânica, pela remoção incompleta da placa bacteriana e do cálculo, pela existência de uma translocação microbiana intra-oral e/ou pelo facto de os agentes patogénicos poderem escapar ao desbridamento invadindo os tecidos periodontais[33].

Alguns agentes patogénicos periodontais, como *A. Actinomycetemcomitans, P. gingivalis e P. intermedia*, podem recolonizar as superfícies dentárias a partir de reservatórios noutros nichos intra-orais, como a língua, as amígdalas e as membranas mucosas[33].

Foi demonstrada a existência de uma translocação intra-oral (de um nicho para outro) de agentes patogénicos periodontais[34].

As superfícies dentárias recentemente destartarizadas e aplainadas podem, assim, ser rapidamente colonizadas por bactérias patogénicas provenientes de bolsas remanescentes não tratadas ou de outros nichos intra-orais, antes de se ter estabelecido um ecossistema novo e menos patogénico.

A desinfeção total da boca numa fase, obtida através da realização de todas as destartarizações e alisamentos radiculares no prazo de 24 horas, juntamente com a aplicação repetida de clorexidina em todos os nichos intra-orais, conduziu a melhorias adicionais significativas até 8 meses, tanto clínicas como microbianas, e tanto em doentes adultos crónicos como em doentes com periodontite de início precoce[35,36].

Estes benefícios deveram-se principalmente à destartarização e alisamento radicular numa só fase e apenas em menor grau à utilização de clorexidina.

Outra explicação para a rápida recolonização das bolsas periodontais após o desbridamento mecânico é a capacidade de vários agentes patogénicos periodontais invadirem o epitélio ou os tecidos conjuntivos ou talvez mesmo os túbulos dentinários a partir dos quais podem crescer novamente[26,37].

A instrumentação subgengival não é igualmente eficaz para todas as espécies, especialmente *A. actinomycetemcomitans* e, em menor grau, *P. gingivalis* parece ser bastante resistente à instrumentação subgengival e o grau da sua persistência está correlacionado com uma resposta de cicatrização reduzida.

Com a utilização da identificação baseada no ADN do tabuleiro de controlo, foi demonstrado que a destartarização e o alisamento radicular por si só não resultam frequentemente na erradicação dos principais agentes patogénicos periodontais[26].

Por conseguinte, parece lógico que a aplicação local de agentes antimicrobianos na bolsa periodontal possa suprimir ainda mais os agentes patogénicos periodontais e, assim, aumentar o benefício clínico e microbiano da terapia periodontal mecânica convencional.

TERAPIA ANTIBIÓTICA EM PERIODONTIA

O sucesso clínico no tratamento das doenças periodontais requer a redução da carga bacteriana ou o aumento da capacidade de defesa ou reparação dos tecidos do hospedeiro. Em certos tipos de doenças periodontais, incluindo a periodontite crónica avançada, a periodontite refractária, a periodontite agressiva e a periodontite como manifestação de doenças sistémicas, podem ser necessários agentes quimioterapêuticos adjuvantes para controlar o processo da doença.

CONCEITO DE TERAPIA ANTIMICROBIANA[38]

A terapia periodontal tem como objetivo travar a perda adicional de ligação periodontal e assegurar um resultado estético. Os procedimentos de tratamento incluem a remoção de placas bacterianas e de cálculo, frequentemente em conjunto com a cirurgia periodontal, a instrução de procedimentos de higiene oral e a eliminação de factores de retenção de placa.

O conceito de antibióticos na terapia periodontal gira em torno dos medicamentos, dos microrganismos patogénicos e do hospedeiro. Em periodontia, os antibióticos e os quimioterápicos são tradicionalmente prescritos para pacientes que não respondem à terapia mecânica convencional ou pacientes que apresentam periodontite agressiva ou como adjuvante da cirurgia periodontal.

As bactérias subgengivais existem dentro de um biofilme, que é relativamente impermeável a qualquer agente antimicrobiano, a menos que seja completamente rompido por qualquer meio mecânico. Assim, a utilização de antibióticos é sempre considerada como um adjuvante do tratamento periodontal mecânico e para apoiar a defesa do hospedeiro na superação do papel patológico dos microrganismos subgengivais[39].

5. ANTIBIÓTICOS SISTÉMICOS NO TRATAMENTO DA DOENÇA PERIODONTAL

A terapia periodontal atual enfatiza fortemente a supressão ou erradicação de agentes patogénicos periodontais específicos. No entanto, as modalidades de tratamento actuais diferem na sua capacidade de eliminar os agentes patogénicos periodontais.

A terapia periodontal não cirúrgica (destartarização e alisamento radicular) pode remover *Campylobacter rectus* subgengival, mas é frequentemente ineficaz contra *Porphyromonas gingivalis, Prevotella intermedia, Bacteroides forsythus, estafilococos* e *bastonetes entéricos* e pode não reduzir significativamente *Actinobacillus actinomycetemcomitans ou Peptostreptococcus micros.*

O desbridamento mecânico pode não conseguir remover alguns microrganismos patogénicos devido à sua localização no tecido gengival subepitelial (*A. Actinomycetemcomitans*), nas células epiteliais creviculares (*A. Actinomycetemcomitans, Peptostreptococcus micros, P. intermedia* e *P. gingivalis*), substratos colagénicos (*P. gingivalis*), alteração do cemento e dos túbulos dentinários radiculares, depósitos duros subgengivais, furcações ou outras caraterísticas anatómicas que dificultem uma instrumentação adequada[40].

Através do soro, os antibióticos sistémicos podem chegar aos microrganismos na base das bolsas periodontais profundas e das áreas de furca e podem também afetar organismos fora do alcance dos quimioterapêuticos anti-infecciosos tópicos.

A terapia antibiótica sistémica também pode potencialmente suprimir os agentes patogénicos periodontais que residem na língua ou noutras superfícies orais, reduzindo assim o risco de futura recolonização da bolsa periodontal e de progressão recorrente da doença[41].

A terapia com um único fármaco, com penicilinas, tetraciclinas, metronidazol ou clindamicina, tem sido utilizada frequentemente na prática periodontal. No entanto, uma vez que as lesões da periodontite albergam frequentemente uma mistura de bactérias patogénicas, pode ser útil uma terapia de combinação de medicamentos. As terapias de combinação valiosas incluem Metronidazol-amoxicilina para *A. actinomycetemcomitans* e várias infecções periodontais anaeróbias e Metronidazol-ciprofloxacina para infecções periodontais mistas anaeróbias e *de bastonetes entéricos/Pseudomonas*[42,43].

Como salientado por **Van Winkelhoff et al (1999)**, deve ser prescrita uma dosagem suficientemente elevada de metronidazol ou de outros antibióticos para garantir a eficácia do tratamento periodontal[44].

O metronidazol pode atingir rapidamente concentrações antibacterianas eficazes no tecido gengival e no fluido crevicular[45]. Os antibióticos macrólidos, Roxitromicina e Espiramicina, e metronidazol, que são combinados em ***Rodogyl***, podem também atingir níveis antimicrobianos eficazes no tecido gengival e no fluido crevicular[46].

A azitromicina apresenta uma excelente capacidade de penetração nos tecidos periodontais normais e patológicos[47]. As fluoroquinolonas (ciprofloxacina) também penetram facilmente nos tecidos periodontais e no fluido crevicular gengival e podem atingir concentrações ainda mais elevadas do que no soro[48].

A AQUISIÇÃO DE RESISTÊNCIA AOS ANTIBIÓTICOS

A utilização indevida de medicamentos antimicrobianos, a utilização profiláctica generalizada de antibióticos, o aumento da população de pessoas muito idosas e muito jovens que podem ser particularmente susceptíveis a doenças, o número crescente de pessoas com SIDA, cancro e outras doenças que podem levar à imunossupressão e certas práticas prevalecentes na agricultura e na aquicultura são alguns dos factores que contribuíram para a evolução e propagação global da resistência aos antibióticos.

RESISTÊNCIA AOS ANTIBIÓTICOS NA MICROFLORA PERIODONTAL

Existem provas suficientes de que a resistência aos antibióticos aumentou na flora periodontal nos últimos 10-15 anos e é provável que, dada a utilização generalizada de antibióticos em tudo, desde os alimentos para animais até ao tratamento da constipação comum, esta tendência se mantenha.

O uso indiscriminado de agentes antimicrobianos e biocidas tem o potencial de levar ao desenvolvimento de bactérias resistentes. A resistência aos antibióticos está presente nas bactérias que colonizam a cavidade oral, bem como noutros nichos ecológicos do corpo humano.

Nalguns casos, a resistência a um antibiótico é uma caraterística inerente da bactéria. No entanto, em muitos casos, a resistência pode ser adquirida devido a mutações pontuais do genoma bacteriano ou podem ser adquiridos genes de resistência específicos de outras bactérias[49].

A resistência aos antibióticos na microflora oral, particularmente às tetraciclinas e penicilinas, aumentou durante a última década[50].

6. ADMINISTRAÇÃO LOCAL DE MEDICAMENTOS

A administração de fármacos tem sido designada como "o potencial calcanhar de Aquiles da indústria biotecnológica de fármacos peptídicos", em grande parte porque a depuração tipicamente rápida ou a degradação por protease e a fraca biodisponibilidade oral dos peptídeos não protegidos diminuem grandemente a sua eficácia clínica. Muitas das técnicas desenvolvidas para contornar este problema. Uma delas foi a invenção da administração local de medicamentos.

A administração local de medicamentos tem sido utilizada para uma série de aplicações em várias doenças humanas. Um dispositivo intrauterino de libertação de progesterona (***Progestasert***) liberta um esteroide localmente durante um período superior a um ano a partir do revestimento do seu reservatório de polímero. A libertação local sustentada de pilocarpina para o tratamento do glaucoma foi conseguida utilizando um reservatório de polímero (***Ocusert***) concebido para flutuar no fundo de saco conjuntival. Os discos poliméricos contendo agentes quimioterapêuticos estão a ser objeto de investigação clínica como terapia local pós-cirúrgica para tumores cerebrais, etc.

A utilização de antimicrobianos administrados localmente é uma novidade relativamente recente no mundo da medicina dentária, sendo principalmente utilizada no tratamento de doenças periodontais. Este método de tratamento é principalmente o resultado de mais de 20 anos de investigação iniciada por ***Goodson*** do Forsyth Dental Research Centre.

TERMINOLOGIA

Atualmente, aplicam-se vários termos diferentes à terapia antimicrobiana aplicada diretamente ou na região localizada:

<u>Administração local de medicamentos</u>

A aplicação dos medicamentos disponíveis na área localizada (subgengival) é descrita como administração local de medicamentos ou administração específica do local.

<u>Administração de medicamentos direcionada</u>

O termo "administração de fármacos orientada" refere-se à administração de agentes a células específicas. A administração de fármacos orientada actua de tal forma que uma célula individual de interesse pode ser tratada com um efeito mínimo noutras células.

Administração controlada de medicamentos

O termo "libertação controlada de fármacos" destina-se a libertar lentamente um fármaco para uma disponibilidade mais prolongada do fármaco e uma ação sustentada do fármaco de uma forma de libertação temporizada.

Administração sustentada de medicamentos

Trata-se de uma forma de administração de medicamentos que proporciona um aumento da concentração do fármaco durante 24 horas, diminuindo depois rapidamente.

Administração tópica de medicamentos

A administração tópica de medicamentos refere-se geralmente à administração de um agente a uma superfície exposta. A aplicação "tópica" de um medicamento é uma forma de administração local. **Dispositivos de administração local de medicamentos**

Os dispositivos de administração local de medicamentos são constituídos por um reservatório de medicamento e um elemento limitador que controla a taxa de libertação do medicamento.

Substantividade

A substantividade em periodontia refere-se à propriedade de uma substância se ligar às paredes de tecido mole e/ou duro da bolsa, estabelecendo assim um reservatório de fármaco.

PERSPECTIVA HISTÓRICA DOS AGENTES ANTIMICROBIANOS ADMINISTRADOS LOCALMENTE

A partir da década de 1970, tornou-se amplamente reconhecido que os primeiros problemas alérgicos com antibióticos tópicos eram quase exclusivamente um fenómeno da penicilina, e não de outros antibióticos. Ao mesmo tempo, surgiu a preocupação relativa aos efeitos adversos crescentes com a utilização de antibióticos sistémicos e ao desenvolvimento de bactérias resistentes a múltiplos antibióticos. A convergência destas duas linhas de pensamento sugeriu a utilização de agentes antimicrobianos administrados localmente no tratamento de muitas doenças.

A aplicação potencial deste novo conceito à periodontologia, e ao tratamento de infecções periodontais, em particular, foi concebida em meados dos anos 70 por **J. Max Goodson**, um grande dentista e farmacologista. A primeira experiência de viabilidade sobre a aplicação do conceito foi relatada em 1979 por **Goodson et al**.

PRINCÍPIOS [1]

A bolsa periodontal proporciona um reservatório natural banhado pelo fluido crevicular gengival (GCF), que é facilmente acessível para a inserção de dispositivos de administração. O fluido gengival proporciona um meio de lixiviação para a libertação de um fármaco da forma de dosagem sólida e para a sua distribuição pela bolsa. Assim, isto torna a bolsa periodontal um local natural para o tratamento com um sistema de libertação local.

OBJECTIVO

O principal objetivo da utilização de um dispositivo intra-bolso para a administração de um agente antibacteriano é a obtenção de um *tempo de contacto* suficiente entre o agente antimicrobiano e o microrganismo-alvo e *a manutenção* de níveis terapêuticos eficazes do agente quimioterapêutico no local de ação durante longos períodos, apesar da perda de fármaco devido à depuração do fluido crevicular. Isto inibe ou mata os agentes patogénicos, sem qualquer dano para o tecido.

Estudos sugerem que o período crítico de exposição da bolsa a um agente antibacteriano é de 7 a 10 dias[1,51].

INDICAÇÕES

1) Como terapia adjuvante aos procedimentos de raspagem e alisamento radicular (SRP) em pacientes com periodontite adulta.

2) Nos doentes com periodontite clinicamente comprometida em que a terapia cirúrgica está contra-indicada, os medicamentos locais são administrados em combinação com o desbridamento mecânico ou isoladamente.

3) Sítios localizados que não respondem ao tratamento periodontal convencional em pacientes bem controlados.

4) Durante a terapia periodontal de suporte, que inclui uma boa higiene oral e SRP.

CONTRA-INDICAÇÕES

1) Periodontal Doentes com hipersensibilidade conhecida ao medicamento.

2) Os doentes susceptíveis a endocardite infecciosa estão contra-indicados para dispositivos de irrigação para evitar o risco de bacteriemia.

3) A administração de agentes antimicrobianos utilizando scalers ultra-sónicos está contra-

indicada em asmáticos, em condições infecciosas (TB, SIDA) e em pessoas com pacemakers cardíacos.

VANTAGENS DA ADMINISTRAÇÃO LOCAL DE ANTIMICROBIANOS EM BOLSAS [7]

Uma via local de administração de fármacos pode atingir concentrações 100 vezes mais elevadas de um agente antimicrobiano em locais subgengivais, em comparação com um regime de fármacos sistémico. Os benefícios dos dispositivos de administração controlada descritos por **Goodson (1989)** são os seguintes:

(1) Melhor adesão dos doentes;

(2) Reforço ou melhoria da resposta farmacocinética;

(3) Maior acesso e capacidade de posicionar o medicamento adjacente ao local da doença;

(4) A capacidade de administrar uma dose total mais baixa do medicamento numa concentração mais controlada.

Outras vantagens incluem: alternativa aos antibióticos sistémicos; eliminação dos efeitos não orais devido a níveis séricos de fármaco extremamente baixos ou indetectáveis; e redução do risco de desenvolvimento de populações microbianas resistentes aos fármacos em locais não orais.

DESVANTAGENS DA ADMINISTRAÇÃO LOCAL DE ANTIMICROBIANOS EM BOLSAS[7]

1) Dificuldade em colocar concentrações terapêuticas do agente antimicrobiano nas partes mais profundas das bolsas periodontais e lesões de furca.

2) Trabalho intensivo, demorado e relativamente dispendioso.

3) Os agentes aplicados localmente nas bolsas periodontais não afectam de forma significativa os agentes patogénicos periodontais que residem nos tecidos conjuntivos gengivais adjacentes, na língua, nas amígdalas e na mucosa bucal, o que aumenta o risco de recorrência da doença nas áreas tratadas.

REQUISITOS IDEAIS

1) O sistema de distribuição deve ser bem definido.

2) O medicamento deve apresentar poucos ou nenhuns efeitos secundários.

3) O sistema de entrega deve demonstrar um potencial valor terapêutico.

4) Deve ser obtida uma concentração adequada do fármaco durante um período de tempo adequado.

5) Deverá melhorar a eficácia clínica, tanto em termos de parâmetros microbianos como clínicos, à semelhança do desbridamento mecânico.

CRITÉRIOS PARA SER EFICAZ [52]

Um medicamento administrado localmente deve cumprir cinco critérios para ser eficaz no tratamento de uma doença:

1) Inibir ou matar os presumíveis agentes patogénicos

2) Aceder ao sítio adequado

3) Ter uma concentração adequada

4) Estar lá o tempo suficiente

5) Não prejudicar

7. CLASSIFICAÇÃO DOS SISTEMAS LOCAIS DE ADMINISTRAÇÃO DE MEDICAMENTOS [7,53]

A. Dependendo da utilização

I) Aplicação pessoal (no domicílio do doente)

1. Administração subgengival não sustentada de medicamentos (irrigação oral domiciliária)

2. Administração sustentada de medicamentos subgengivais

II) Aplicado profissionalmente (no consultório dentário)

1. Administração subgengival não sustentada de medicamentos (irrigação de bolsas profissionais)

2. Administração sustentada de medicamentos subgengivais (dispositivo de libertação controlada)

a) Reservatório sem sistema de controlo de débito - Fibras ocas, géis.

b) Reservatório com um sistema de controlo da taxa - Matrizes poliméricas erodíveis, partículas de fármaco revestidas com solvente ativo e matrizes monolíticas poliméricas de microformas.

B. Dependendo da colocação de agentes locais de entrega

I) Dispositivos de libertação sustentada supragengival

1. Adesivo antibiótico aplicado topicamente

2. Vernizes de libertação sustentada de clorexidina e arginina

3. Revestimento de polímero de clorexidina

4. Co-polímero de ácido metacrílico com cloreto de cetilpiridínio (CPC)

II) Dispositivos de libertação sustentada subgengivais

1. Géis antimicrobianos aplicados localmente

a) Géis de clorexidina

b) Géis de metronidazol

c) Cloridrato de clindamicina gel

d) Géis condicionadores de raízes

2. Géis anti-inflamatórios aplicados localmente, por exemplo, flurbiprofeno

3. Libertação sustentada de antimicrobianos com tubos de diálise ou tiras de acrílico

a) Clorexidina

b) Metronidazol

c) Cloridrato de tetraciclina

4. Pomadas antimicrobianas de aplicação local - Pomada de cloridrato de minociclina

5. Dispositivos de libertação controlada - películas, inserções, membranas e polímeros bio-resorvíveis.

a) Ofloxacina

b) Doxiciclina

c) Tetraciclina

d) Clorexidina

e) Microesferas de minociclina

f) Azul de metileno

6. Dispositivos de libertação não reabsorvíveis

a) Fibras de etileno-acetato de vinilo (EVA) carregadas com tetraciclina

DISPOSITIVOS DE LIBERTAÇÃO CONTROLADA (CRD)

1. Primeira geração: - Matriz polimérica sólida (tira acrílica, fibra)

2. Segunda geração :- Fibras ocas

3. Terceira geração: polímero flexível EVA (etileno acetato de vinilo)

CLASSIFICAÇÃO DA LIBERTAÇÃO CONTROLADA DE FÁRMACOS

SISTEMAS POLIMÉRICOS (LANGER & PEPPAS 1981) [54]

1. Sistemas controlados por difusão

a) Reservatórios (dispositivos de membrana)

b) Matrizes (dispositivos monolíticos)

2. Sistemas controlados quimicamente

a) Sistemas bioerodíveis

b) Sistemas de correntes pendentes

3. Sistemas de controlo do inchaço

4. Sistemas controlados magneticamente

8. ADMINISTRAÇÃO DE AGENTES ANTIMICROBIANOS NA BOLSA/SUBGENGIVAL COMO IRRIGAÇÃO ORAL

Já em 1980, **Pitcher et al** observaram que, enquanto o enxaguamento bucal não conseguia uma penetração significativa nas bolsas, a técnica de irrigação direta era parcialmente eficaz e concluíram que a irrigação direta é promissora como modo de aplicação de agentes químicos à placa subgengival[55].

A eficácia dos agentes antimicrobianos aplicados localmente na terapia periodontal depende da obtenção de uma distribuição subgengival adequada do agente, da obtenção de um tempo de contacto suficiente entre o agente antimicrobiano e os microrganismos alvo e da obtenção de concentrações eficazes do agente antimicrobiano.

As escovas de dentes não conseguem obter um acesso substancial às áreas subgengivais (penetração média de 0,9 mm)[56]. A administração subgengival parcial de soluções de agentes antimicrobianos é possível com dispositivos de irrigação oral concebidos para uso doméstico.

Irrigador oral convencional

Um irrigador oral pulsado convencional (Fig. 3, Fig. 4) (*Water Pik, Teledyne Water pik, Fort Collins, CO*) a uma pressão elevada pode fornecer uma solução aquosa

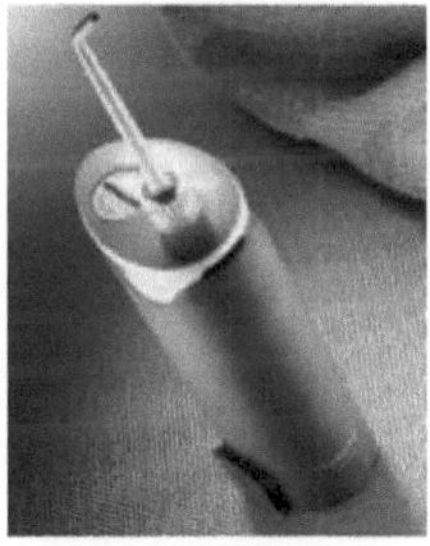

Fig 3 Irrigador oral convencional

a aproximadamente 50 % da distância entre a margem gengival livre e a inserção mais coronal do tecido conjuntivo[57].

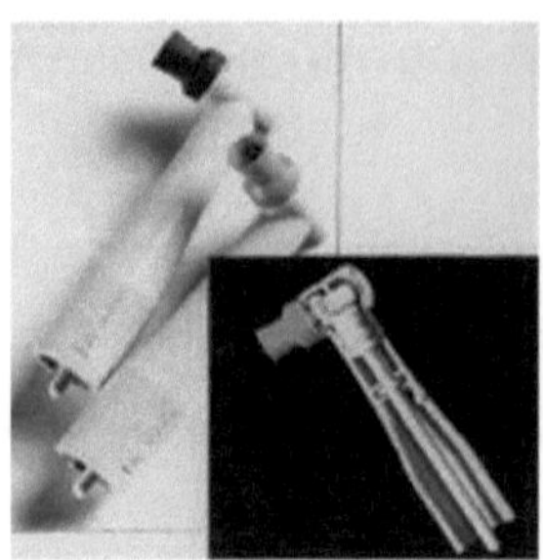

Fig 4 Água - pik

Dirigir a ponta de jato romba padrão num ângulo de aplicação de 45^0 ou 90^0 para a margem do tecido dentário-gengival produziu uma profundidade semelhante de penetração na bolsa[57].

Estudos clínicos e ultra-estruturais relataram que a irrigação oral pulsada a alta pressão rompe as placas subgengivais até pelo menos 6 mm nas bolsas periodontais sem induzir lesões nos tecidos moles ou penetração forçada de microrganismos nos tecidos gengivais[58].

Uma ponta de borracha macia em forma de cone recentemente desenvolvida (*Pik Pocket, Teledyne Water Pik*) pode melhorar a colocação local da bolsa e a administração de agentes antimicrobianos (Fig. 5).

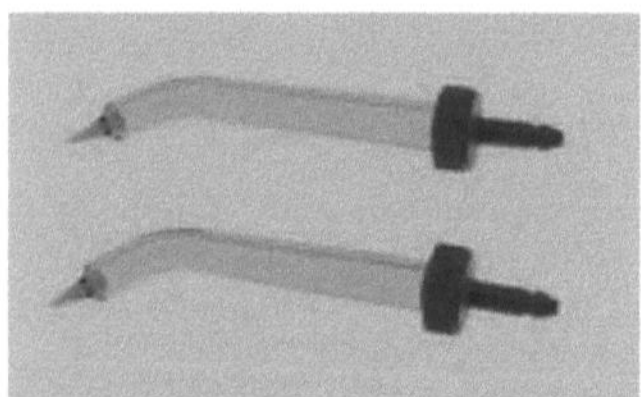

Fig 5 Pik Pocket

Estas pontas são relatadas para fornecer penetração aquosa subgengival a 90% da profundidade de locais ≤ 6 mm e a 64% da profundidade de bolsas ≥ 7 mm[59].

Braun & Ciancio também não tiveram em conta a altura do epitélio juncional e, por isso, podem ter subestimado a capacidade da ponta de irrigação modificada para administrar agentes na bolsa periodontal[59].

Uma vez que os depósitos de cálculos subgengivais pesados podem impedir de forma acentuada a aplicação de irrigantes orais na bolsa, estas técnicas de aplicação pessoal são mais bem empregues em conjunto com o desbridamento subgengival profissional[60].

As cânulas de irrigação de ponta romba ligadas a uma seringa de mão ou a irrigadores orais têm sido também utilizadas para aplicações pessoais e profissionais de agentes antimicrobianos nas bolsas periodontais. A ponta de irrigação de uma seringa manual precisa de ser avançada pelo menos 3 mm abaixo da margem gengival para atingir a penetração total da bolsa de uma solução aquosa em sítios periodontais superficiais e profundos[61].

A incapacidade da maioria dos doentes para colocar com precisão as cânulas de irrigação nos locais subgengivais limita a utilidade prática destes dispositivos nos regimes de cuidados domiciliários dos doentes, particularmente nas áreas interproximais posteriores.

As cânulas de extremidade romba ligadas a irrigadores orais e profissionalmente avançadas até metade da profundidade de sondagem proporcionam aproximadamente 80% de penetração de fluido subgengival em bolsas $\geq$ 6 mm[62].

Os aparelhos de destartarização ultra-sónica têm sido utilizados para administrar profissionalmente agentes antimicrobianos nas bolsas periodontais durante os procedimentos de desbridamento mecânico da raiz[63]. Os recipientes pressurizados ligados aos aparelhos de destartarização ultra-sónicos permitem que uma solução antimicrobiana actue simultaneamente como refrigerante para a ponta de destartarização ultra-sónica e como desinfetante da bolsa subgengival.

Um irrigante administrado através de pontas de raspagem ultra-sónicas mostrou uma penetração completa na bolsa em 86% dos locais com uma profundidade de 3-9 mm. No entanto, uma vez que o irrigante mostrou apenas uma pequena dispersão lateral a partir da ponta de ultra-sons, devem ser utilizados cursos de trabalho sobrepostos com as pontas de raspagem ultra-sónicas para assegurar uma entrega suficiente do agente antimicrobiano na bolsa[64].

James Fine et al (1994)[65] , nas suas conclusões, indicou que a administração subgengival de um elixir bucal antimicrobiano através de um dispositivo de irrigação oral pode desempenhar um papel potencial no tratamento da periodontite crónica, em virtude dos seus efeitos significativos na microflora periodontopática subgengival e na placa supragengival e gengivite.

Jacob Shiloah et al (1994)[66] no seu estudo sugerem que os efeitos da irrigação subgengival profissional única a curto prazo com agentes antimicrobianos não resultam em grandes benefícios adjuvantes na redução dos agentes patogénicos subgengivais para além dos conseguidos através de uma destartarização e alisamento radicular completos. Poderão ser necessárias aplicações repetidas ou a libertação lenta de antimicrobianos tópicos para obter efeitos antimicrobianos adjuvantes.

MEDICAMENTO SUBGENGIVAL - TEMPO DE CONTACTO MICROBIANO

Deve ser atingido um tempo de contacto microbiano adequado para que um agente antimicrobiano exerça os seus efeitos bactericidas ou bacteriostáticos contra os microrganismos visados. O fluxo de fluido crevicular gengival para as bolsas periodontais é, em média, de 20 µl por hora[67] e aumenta acentuadamente com a inflamação do tecido gengival[68].

Assim, o volume total de fluido da bolsa pode mudar cerca de 40 vezes por hora numa bolsa periodontal de tamanho moderado (0,5 µl de volume), o que é mais frequente do que a taxa de renovação salivar da cavidade oral de cerca de 28 vezes por hora [69].

CONCENTRAÇÃO EFECTIVA DO MEDICAMENTO SUBGENGIVAL

Os agentes antimicrobianos que exercem efeitos bactericidas num período de 5 minutos são preferíveis para a irrigação subgengival.

Caufield et al (1987) utilizaram uma técnica de transferência de membrana para determinar as concentrações antimicrobianas invitro necessárias para matar *A. actinomycetemcomitans, P. gingivalis, P. intermedia e F. nucleatum* num período de 5 minutos. O iodo mostrou uma ação bactericida de 5 minutos contra os organismos testados em concentrações terapeuticamente alcançáveis em locais subgengivais (0,25 - 0,5 %)[7].

As soluções clinicamente aplicáveis de povidona-iodo, uma combinação solúvel em água de iodo molecular e do polímero hidrofílico polivinilpirrolidona, também exibem efeitos bactericidas rápidos contra vários agentes patogénicos periodontais putativos, incluindo *A. actinomycetamcomitans, P. gingivalis, P. intermedia, F. nucleatum, E. corrodens e Streptococcus intermedius*[70].

Em comparação, as concentrações bactericidas de 5 minutos exigidas para a clorexidina (0,5 - 2%) e o fluoreto estanoso (0,5 a 20%) excederam geralmente as concentrações dos agentes presentes na maioria dos produtos comerciais. O metronidazol e a amoxicilina requerem um tempo de contacto microbiano de 60 minutos ou mais para a atividade bactericida[71].

Curiosamente, os efeitos bactericidas da iodopovidona e do bicarbonato de sódio são potenciados in vitro pelo peróxido de hidrogénio[72].

As condições ambientais nas bolsas periodontais podem alterar a concentração *in vivo* efectiva dos agentes antimicrobianos. Por exemplo, a clorexidina pode ser inactivada nas bolsas periodontais através da ligação a proteínas séricas[73] que estão marcadamente elevadas no fluido crevicular gengival[68].

Aplicação pessoal de agentes antimicrobianos - Estudos clínicos

Foram desenvolvidos vários agentes antimicrobianos tópicos e sistemas de distribuição para utilização no tratamento de lesões periodontais pelo próprio doente. Atualmente, todos os métodos de cuidados domiciliários oferecem apenas a administração não sustentada de agentes antimicrobianos nas bolsas.

A irrigação caseira de bolsas mostra geralmente uma maior eficácia terapêutica com a utilização de uma solução antimicrobiana. A irrigação com soluções não antimicrobianas (água ou soro fisiológico) em locais de periodontite não cicatrizados durante 6-12 semanas pode reduzir as profundidades de sondagem, a hemorragia gengival e os níveis subgengivais de alguns organismos periodontopáticos putativos, mas não alterou significativamente os níveis de fixação periodontal[74,75]. Em comparação, uma solução de fluoreto estanoso a 0,02% melhorou os níveis de fixação periodontal e reduziu mais profundamente as profundidades de sondagem e a hemorragia gengival após um regime de irrigação caseira diária semelhante em lesões de periodontite não cicatrizadas[74].

A aplicação doméstica diária de clorexidina a 0,02 - 2% com uma seringa manual ou uma agulha romba ligada a um frasco de spray pode reduzir a inflamação gengival, mas não as profundidades de sondagem em relação a um irrigante não ativo ou à higiene oral convencional[76,77]. No entanto, tanto a profundidade de sondagem como a gengivite foram melhor reduzidas com a clorexidina (0,2 - 0,4 %) administrada através de irrigadores orais usando pontas de jato padrão ou uma ponta de borracha em forma de cone (Pik Pocket)[78]. Existe uma maior facilidade de colocação da bolsa de clorexidina em casa com dispositivos de irrigação oral pulsada, em comparação com o elevado nível de destreza do doente necessário para posicionar com precisão seringas manuais para irrigação subgengival em casa.

O hipoclorito de sódio diluído (0,5%) é um agente antimicrobiano promissor e pouco dispendioso para a irrigação oral caseira, reconhecido pelo **American Association Council**

on Dental Therapeutics como "bochechos ligeiramente anti-sépticos". Num estudo experimental, os pacientes irrigados com hipoclorito de sódio diluído diminuíram as pontuações de gengivite ao fim de 5 dias e reduziram a placa bacteriana em 47%, em comparação com a água[79]. No entanto, não existe nenhum relatório disponível sobre o efeito da irrigação caseira com hipoclorito de sódio diluído nas profundidades de sondagem ou no nível de fixação periodontal.

Aplicação profissional de agentes antimicrobianos com administração de bolso não sustentada - Estudos clínicos

Poucos agentes antimicrobianos aplicados profissionalmente com uma distribuição não sustentada na bolsa (irrigação subgengival) mostram benefícios clínicos significativos em relação ao desbridamento mecânico convencional da raiz.

O iodo e o bicarbonato de sódio introduzidos profissionalmente na bolsa periodontal em conjunto com a destartarização e o alisamento radicular produziram uma melhoria sustentada (12 meses) no nível de fixação clínica em comparação com o desbridamento mecânico da raiz isolado[80].

COMBINAÇÃO DE BICARBONATO DE SÓDIO, CLORETO DE SÓDIO, PERÓXIDO DE HIDROGÉNIO E POVIDONA - IODO

A colocação subgengival profissional de uma pasta de bicarbonato de sódio, cloreto de sódio e peróxido de hidrogénio, seguida de irrigação da bolsa com uma solução de povidona-iodo, demonstrou aumentar significativamente o desbridamento mecânico subgengival da raiz na periodontite dos adultos. Ocorreram maiores reduções na microbiota subgengival e ganhos estatisticamente mais significativos na fixação periodontal clínica e na massa óssea alveolar radiográfica ao longo de um período de 12 meses após o tratamento com o regime antimicrobiano adjuvante administrado localmente do que com o desbridamento mecânico convencional da raiz. As zonas periodontais com profundidades de sondagem de 7 mm ou superiores foram as que mais beneficiaram do tratamento com o agente antimicrobiano local adjuvante. Aos 12 meses, os ganhos médios na ligação periodontal clínica com a terapia antimicrobiana local em locais profundos foram quase o dobro dos registados após o desbridamento periodontal convencional. A análise de subtração por computador de radiografias padronizadas expostas no início e aos 6 meses em locais inicialmente graves revelou um aumento da densidade óssea alveolar em 73% dos locais que receberam o regime antimicrobiano local adjuvante, em comparação com apenas 28% dos locais tratados com destartarização e alisamento radicular convencionais[81].

POVIDONA - IODO

O iodo é provavelmente o agente antissético mais potente e de largo espetro atualmente disponível. O iodo é capaz de penetrar rapidamente nas paredes celulares dos microrganismos e os seus efeitos bactericidas resultam provavelmente de uma perturbação da estrutura e síntese das proteínas e dos ácidos nucleicos.

A atividade antibacteriana da povidona-iodo deve-se à oxidação dos grupos amino, tiol e hidroxilo fenólico dos aminoácidos e dos nucleótidos e à sua interação com os ácidos gordos insaturados das paredes celulares e das membranas dos organelos.

Rosling et al (1983) relataram um efeito clínico e microbiológico favorável da irrigação adjunta com iodopovidona no tratamento da periodontite, incluindo lesões de furca em dentes multirradiculares[80].

Rosling et al (1986) avaliaram o valor da irrigação com iodopovidona em pacientes com periodontite como adjuvante do desbridamento subgengival num ensaio clínico controlado. Aos 12 meses pós-tratamento, um número significativamente maior de bolsas periodontais profundas registou um ganho de inserção clínica de 2 mm ou mais após o desbridamento radicular ultrassónico com uma solução diluída de iodopovidona (concentração final de 0,05% de iodo livre) do que com soro fisiológico. A melhoria da cicatrização parece dever-se a uma melhor supressão dos agentes patogénicos periodontais subgengivais. Os benefícios adjuvantes da irrigação da bolsa com iodopovidona foram aparentes quando utilizada com uma terapia não cirúrgica de desbridamento radicular ultrassónico, mas não com o retalho de Widman modificado[81].

Clark et al (1989)[82] concluíram que a utilização de **Perimed** (Povidona - iodo e peróxido de hidrogénio) poderia ser um tratamento adjuvante benéfico para a prevenção e controlo da gengivite quando utilizado com procedimentos de higiene oral de rotina.

BICARBONATO DE SÓDIO

Um pó dentário de bicarbonato de sódio (**Church & Dwight, Princeton, NJ**) pode melhorar a cicatrização periodontal quando colocado nas bolsas periodontais em conjunto com os procedimentos de destartarização e alisamento radicular.

Num estudo de **Christersson et al (1988)**, um pó de bicarbonato de sódio foi embalado subgengivalmente durante o desbridamento periodontal com *limas de Hirschfield* humedecidas com água. Aos 12 meses após o tratamento, 81% dos locais inicialmente com 7 mm ou mais mostraram um ganho de 2 mm ou mais na ligação periodontal clínica após a colocação adjunta de bicarbonato de sódio, em comparação com apenas 39% dos locais profundos tratados apenas com desbridamento mecânico convencional. Quando combinado com peróxido de hidrogénio para formar uma pasta, a eficácia suplementar da colocação de bicarbonato de sódio na bolsa foi reduzida significativamente[7].

CLORHEXIDINA

A irrigação com clorexidina ou a colocação de gel tem sido utilizada nas bolsas periodontais durante as sessões de desbridamento mecânico da raiz e, geralmente, proporciona benefícios clínicos adicionais.

Reynolds et al (1992) encontraram melhores reduções da profundidade de sondagem em sítios periodontais moderados (4-6 mm), mas não profundos, utilizando clorexidina a 0,12% como refrigerante durante o desbridamento radicular ultrassónico[83].

Melhorias adjuvantes transitórias (2-3 meses) na ligação periodontal clínica também podem ser alcançadas através da aplicação repetida numa bolsa de uma solução ou gel de clorexidina a 2% durante um período de 3 semanas após o desbridamento periodontal[84,85].

Existe um consenso geral de que o enxaguamento bucal com clorexidina para combater biofilmes em locais supragengivais e na mucosa oral deve ser efectuado com 1015 ml de uma solução a 0,12 - 0,2 % durante 30 segundos, duas vezes por dia, e não deve ser utilizado imediatamente antes ou depois da escovagem com pasta de dentes que contenha uma substância aniónica, como o lauril sulfato de sódio.

Uma irrigação profissional subgengival única ou repetida com clorexidina em diferentes concentrações resulta em pequenas alterações na flora subgengival durante os primeiros dois meses. Mesmo quando utilizada com destartarização ultra-sónica, as melhorias adicionais são limitadas. No entanto, a clorexidina a 0,2 % apresenta pouca ou nenhuma atividade bactericida contra vários bastonetes entéricos gram-negativos e microrganismos de biofilmes.

A propensão da clorexidina para a coloração escura dos dentes e restaurações de cor dentária, e a alteração da sensação gustativa podem limitar a sua utilização.

A falta de eficácia clínica da clorexidina com abordagens de administração subgengival não sustentada pode dever-se a: 1) utilização de concentrações subterapêuticas de clorexidina durante a breve exposição subgengival do fármaco após a irrigação da bolsa[71], e 2) a aparente falta de substantividade da clorexidina para as superfícies radiculares[86], que pode ser o resultado da ligação da clorexidina às proteínas séricas após a sua introdução em locais subgengivais que demonstram inflamação e hemorragia[73]. A melhoria dos achados clínicos detectados com aplicações repetidas da bolsa de clorexidina após a resolução da inflamação e hemorragia por desbridamento mecânico da raiz apoia esta hipótese[84,85].

Finalmente, alguns microrganismos periodontais são apenas moderadamente susceptíveis à clorexidina. Existem também algumas provas de que *a P. gingivalis* liberta vesículas que se ligam à clorexidina e a inactivam, protegendo-se a si própria e a outras bactérias da atividade bactericida.

HIPOCLORITO DE SÓDIO (Naocl)

O hipoclorito de sódio da lixívia doméstica é o cloro mais utilizado no tratamento periodontal. Têm um amplo espetro de atividade antimicrobiana e muitos são amplamente acessíveis, baratos e de ação rápida.

O mecanismo provável da ação do cloro é a inibição de reacções enzimáticas chave dentro da célula microbiana, a desnaturação de proteínas e a inativação de ácidos nucleicos.

Uma solução de hipoclorito de sódio para irrigação subgengival em casa pode ser preparada a partir de lixívia doméstica que normalmente contém 5,25% ou 52.500 ppm de cloro disponível. Se uma parte de lixívia for combinada com 49 partes de água, a solução resultante conterá uma concentração de trabalho adequada de cerca de 0,1% ou 1000 ppm de cloro disponível.

Em situações reais de utilização, os doentes podem obter uma solução de lixívia funcional adicionando 1 colher de chá (5 ml) de lixívia doméstica a 250 ml de água e administrando a solução de lixívia através de um irrigador oral comercial a uma pressão elevada.

OUTROS AGENTES ANTIMICROBIANOS TÓPICOS

Silverstein et al (1988)[87] concluíram que a irrigação local apenas com tetraciclina e a destartarização e planeamento radicular (SRP) tinham um efeito semelhante na alteração da microflora subgengival de uma associada à doença para uma associada à saúde.

Wan Yusof et al (1984)[88] realizaram um estudo utilizando metronidazol subgengival em tubos de diálise e irrigação subgengival com clorexidina no controlo da doença periodontal inflamatória crónica e concluíram que o metronidazol reduziu menos o índice de placa, mas mais a profundidade da bolsa, do que a clorexidina.

Sanders et al (1986)[89] avaliaram os efeitos da irrigação supragengival com metronidazol ou clorhexidina na placa subgengival e os resultados indicaram que a irrigação supragengival com jato pulsado tem efeitos limitados na composição da placa subgengival.

Ocorrem alterações mais acentuadas quando o fluido de irrigação contém um agente químico, como o metronidazol, que se sabe ser eficaz contra organismos subgengivais importantes, mas provavelmente não a ponto de alterar a composição da flora de uma associada a locais doentes para uma associada a locais saudáveis.

Um gel de fluoreto estanoso (SnF_2) a 1,64%, irrigado profissionalmente sem desbridamento radicular em locais de periodontite, reduziu a inflamação gengival e diminuiu as proporções de organismos móveis subgengivais ao longo de 6-10 semanas, mas teve um efeito negligenciável nos bastonetes anaeróbios subgengivais pigmentados de preto[90].

Não foram encontrados benefícios clínicos adjuntos ao desbridamento periodontal com irrigações de bolsas com peróxido de hidrogénio a 3% [91], cloramina-T a 1% [92] e gel de fluoreto de amina a 1,25% [93].

Surpreendentemente, apesar da falta de benefícios clínicos adjuvantes, *o A. actinomycetemcomitans* foi eliminado em 46% dos locais de periodontite tratados quinzenalmente durante 6 meses com irrigação da bolsa com peróxido de hidrogénio a 3%[94].

Os resultados indicam que: (1) o regime de irrigação testado tem algum potencial para suprimir *A. actinomycetemcomitans* (AA) nas bolsas periodontais; (2) o efeito do protocolo de irrigação durou geralmente 5 meses; (3) a taxa de redução de AA para níveis abaixo do detetável parece estar relacionada com o número inicial de bactérias cultiváveis da bolsa periodontal.

PENETRABILIDADE DO IRRIGANTE

Uma vez que se verificou que o enxaguamento oral é um meio totalmente ineficaz de penetrar na área da bolsa periodontal, os colutórios antimicrobianos só podem exercer um efeito na placa supragengival. A irrigação na margem gengival é um método altamente ineficaz para atingir a extensão apical da placa subgengival. Por conseguinte, a irrigação subgengival tem sido sugerida para colmatar estas deficiências.

Um irrigador oral colocado num ângulo de 45° e 90° em relação à margem gengival resultou numa penetração de aproximadamente 50% da profundidade total da bolsa. A gravidade da inflamação gengival e, consequentemente, a deslocação dos tecidos, não influenciou a profundidade de penetração.

As comparações da eficácia da penetração subgengival dos elixires bucais e da irrigação direta na fenda gengival com uma solução reveladora diluída indicaram que tanto o elixir bucal como a irrigação não conseguiram atingir a extensão apical das bolsas periodontais.

Nosal et al (1991)[95] relataram que o corante eritrocina administrado por uma ponta ultra-sónica recentemente concebida pode atingir uma penetração completa em 86% das bolsas com 3 a 9 mm de profundidade. No entanto, a penetração do marcador foi localizada na área da ponta ultra-sónica com muito pouca dispersão lateral. As áreas inacessíveis à ponta de ultra-sons eram também inacessíveis à solução. Não foi feita nenhuma tentativa de calcular a extensão horizontal do corante dentro das áreas de furca dos dentes multirradiculares.

Com a exceção de muito poucos estudos, as técnicas de irrigação não conseguiram penetrar toda a profundidade da bolsa de forma previsível e consistente em bolsas rasas ou profundas, tanto em dentes com uma como com várias raízes. Mesmo que se tenha conseguido uma penetração total, os efeitos da irrigação subgengival podem ter sido limitados pela estimulação do fluxo do fluido crevicular, levando a uma rápida eliminação do irrigante, e pela presença de componentes sanguíneos que podem ter desativado a solução.

É necessária investigação adicional para determinar se a irrigação intrabolsa tem a capacidade de estabelecer e manter uma concentração eficaz do agente antimicrobiano em toda a bolsa.

ASPECTOS DE SEGURANÇA DA IRRIGAÇÃO DE BOLSO

Antes de uma nova modalidade de tratamento poder ser introduzida na prática diária da periodontia, deve satisfazer vários pré-requisitos, incluindo segurança, eficácia e melhoria dos cuidados.

Os jactos de água a alta pressão podem danificar a mucosa oral. **Herrin et al** relataram lesões gengivais erosivas em seres humanos que se desenvolveram após irrigações orais com solução saturada de NaCl fornecida sob baixa pressão de 6 libras/polegada quadrada.

O irrigante extremamente hipertónico causou a desidratação do epitélio gengival com a subsequente separação e descamação do epitélio queratinizado. No entanto, os irrigadores orais de jato de água não lesam a mucosa oral saudável se a pressão não exceder os 70 psi.

Cobb et al (1988)[96] relataram a ausência de efeitos deletérios do soro fisiológico administrado a 60 psi por um irrigador de jato pulsante durante 8 segundos na parede de tecido mole das bolsas de dentes com raízes simples, quando a ponta foi colocada supragengivalmente em ângulo reto com o dente. Nestas condições, e quando a ponta foi colocada a 3 mm de distância do dente, não foram observadas diferenças entre os espécimes de controlo e os espécimes irrigados no que diz respeito à topografia epitelial, cavitações, micro-ulcerações, relações espaciais e aparência das células individuais.

Romans e App (1971)[97] relataram a incidência de bacteriémia transitória em indivíduos com gengivite e periodontite após irrigações orais. A invasão aguda e maciça dos tecidos periodontais por bactérias e seus subprodutos, após a utilização incorrecta de um irrigador oral, pode levar à destruição rápida e dramática da inserção periodontal durante um período de 2 semanas.

Waki et al (1990)[98] relataram o efeito de uma única irrigação subgengival profissional com subsequente irrigação marginal caseira durante 3 meses na ocorrência de bacteriémia após a destartarização e o alisamento radicular realizados durante as visitas de manutenção. O regime de irrigação extensiva não reduziu a incidência de bacteriémia. A ocorrência de bacteriemia após irrigação subgengival de lesões não tratadas, que pode ser de especial preocupação para pacientes com factores de risco sistémicos, ainda não foi relatada.

Embora a penetrabilidade da parede do tecido mole da bolsa pela clorexidina não tenha sido investigada, foram relatados os seus efeitos citotóxicos in vitro em populações celulares isoladas de células epiteliais, fibroblastos e células do ligamento periodontal. **Cline e Layman (1992)**[99] relataram o potencial de inibição da clorexidina no crescimento e fixação de fibroblastos gengivais em cultura. In vitro, a concentração de 0,01% deste antissético inibe o crescimento celular em cerca de 90%. Concentrações mais elevadas provocam o descolamento das células da superfície do frasco. Embora concentrações muito baixas de clorhexidina possam alterar o metabolismo dos fibroblastos e danificar as células em cultura de tecidos, o significado clínico destes resultados não é claro e requer mais investigação.

Os relatórios sobre a irrigação de bolsas como método monoterapêutico ou como abordagem complementar para melhorar os resultados da destartarização e do alisamento radicular têm sido inconsistentes e controversos.

O Conselho de Terapêutica Dentária da ADA, o Conselho de Materiais, Equipamentos e Instrumentos Dentários e a Academia Americana de Periodontologia publicaram diretrizes em 1990[100]

De acordo com estas diretrizes, as irrigações subgengivais:

1) Deve ter um efeito significativo e duradouro na composição da placa subgengival.

2) Deve ter um efeito positivo e duradouro sobre os parâmetros clínicos da periodontite.

3) Deve ter um efeito benéfico maior na periodontite do que a raspagem e o alisamento radicular isoladamente.

4) Todas as técnicas de irrigação e todos os irrigantes devem ser seguros.

Com base nas diretrizes supramencionadas e numa análise cuidadosa da literatura, chegou-se às seguintes conclusões:

1) Os actuais dispositivos de irrigação oral não fornecem consistentemente solução para a frente mais apical da placa subgengival.

2) As irrigações de bolsas, por si só, não eliminam a inflamação e não podem substituir a destartarização e o alisamento radicular no tratamento da periodontite.

3) A persistência da inflamação pode levar a uma perda adicional de osso e de aderência.

4) A irrigação da cavidade após uma destartarização e alisamento radicular completos não aumenta os resultados obtidos apenas com a instrumentação radicular. Isto pode dever-se ao curto período de tempo de contacto entre o irrigante e as bactérias subgengivais.

No entanto, foi referido que irrigações múltiplas com concentrações mais elevadas de antimicrobianos, como a clorexidina a 2%, aumentam o efeito da destartarização e do alisamento radicular nos parâmetros clínicos e microbianos da periodontite. As irrigações antimicrobianas por si só, ou em combinação com o desbridamento radicular, podem não ser uma abordagem de tratamento ideal contra as bactérias localizadas na parede dos tecidos moles da bolsa periodontal.

A destartarização ultra-sónica e a irrigação subgengival simultâneas com agentes antimicrobianos têm um potencial promissor, no entanto, é necessária investigação adicional.

As irrigações das bolsas durante a fase de manutenção da terapia periodontal podem simplificar o regime de higiene oral entre as consultas de revisão, mas não diminuem a frequência das consultas de manutenção. Faltam evidências que sugiram que as irrigações das bolsas durante esta importante fase da terapia previnam ou adiem significativamente a recolonização da bolsa periodontal por bactérias patogénicas.

AGENTES DE LIBERTAÇÃO SUSTENTADA DE BOLSAS

A administração sustentada na cavidade bucal de agentes antimicrobianos aplicados localmente pode ser conseguida com fármacos que possuam uma elevada substantividade intrínseca para as superfícies radiculares dos dentes ou com a utilização de dispositivos de administração de fármacos de libertação lenta ou controlada. A substantividade de um agente antimicrobiano é aparente quando os agentes persistem por períodos superiores aos esperados pela mera deposição física do agente.

A libertação lenta de agentes antimicrobianos ocorre com formulações que expõem o agente armazenado a mecanismos de remoção (lavagem do FGC) e apresentam uma cinética de libertação do fármaco de primeira ordem, em que o agente se dissipa exponencialmente das bolsas periodontais a uma taxa diretamente proporcional à sua concentração.

Na libertação controlada de fármacos, o reservatório do agente antimicrobiano é protegido dos mecanismos de remoção local após a colocação, permitindo uma cinética de libertação de fármacos de ordem zero, que mantém concentrações elevadas e consistentes de um agente na bolsa durante a sua aplicação.

SISTEMAS DE LIBERTAÇÃO LOCAL CONTROLADA

Quando os agentes sistémicos são tomados por via oral ou intramuscular, a sua concentração aumenta, atingindo um pico no sangue, geralmente em poucas horas, e depois distribuem-se por várias partes do corpo, com uma farmacocinética que depende da estrutura química do fármaco, do seu metabolismo e da sua redistribuição no interior do indivíduo. Depois de atingir o nível sanguíneo máximo, a concentração do fármaco começa a diminuir e tem de ser readministrada quando se pensa que a concentração está reduzida perto do limiar de eficácia. Assim, os agentes sistémicos são introduzidos em impulsos com grandes flutuações de concentração. Tanto a administração sistémica como a administração local aplicada pelo doente, como os enxaguamentos, são semelhantes no facto de o fármaco estar disponível em impulsos e exigir a adesão do doente para manter os níveis terapêuticos durante períodos prolongados.

Os sistemas de administração local de libertação controlada que têm sido utilizados em periodontia e que estão atualmente a ser investigados podem ser classificados como: reservatórios sem sistema de controlo de taxa e reservatórios com sistema de controlo de taxa[52].

Os reservatórios sem controlo da taxa de libertação incluem dispositivos como fibras ocas preenchidas com um agente terapêutico em que o agente é libertado simplesmente por difusão através da parede do reservatório. Foi demonstrado que os sistemas de fibras ocas que foram utilizados em bolsas periodontais libertam o fármaco tão rapidamente que só marginalmente se qualificariam como dispositivos de libertação sustentada[52].

Os reservatórios com sistemas de controlo da taxa podem assumir muitas formas. As formas mais comuns incluem a ação do solvente sobre partículas de fármaco revestidas, membranas de polímeros microporosos ou matrizes monolíticas e matrizes poliméricas erodíveis. A administração de partículas revestidas envolve normalmente a preparação do fármaco num veículo não aquoso e, em seguida, o revestimento de grânulos do material com vários lípidos, como cera de abelha ou etilcelulose. O número de camadas que cada grânulo recebe ditará a sua taxa de dissolução e, por conseguinte, uma mistura de espessuras de camadas produzirá grânulos que se dissolvem a taxas variáveis. A taxa de libertação do fármaco pode também ser controlada através da incorporação do fármaco num material polimérico inerte, como o polietileno, o polivinilacetato ou o polimetacrilato. O fármaco é libertado lentamente da matriz inerte por lixiviação pelos fluidos corporais[101].

O fármaco inicialmente libertado está normalmente presente na superfície do polímero e é rapidamente libertado, ao passo que o fármaco incorporado mais profundamente é libertado a uma taxa que depende, de certa forma, do gradiente de concentração. Um fenómeno de libertação semelhante pode ser obtido com o fármaco incorporado numa matriz polimérica que é erodível na presença de fluidos biológicos. A erosão pode ser hidrolítica ou enzimática.

Nos sistemas erodíveis, a libertação do fármaco parece ser menos dependente do gradiente de concentração do que a conseguida com os polímeros dos quais o fármaco é libertado por lixiviação.

MECANISMO DE LIBERTAÇÃO DO FÁRMACO

1. Por pura difusão
2. Por reação química
3. Por difusão em contracorrente
4. Por controlos impostos externamente

DISPOSITIVOS DE DISTRIBUIÇÃO LOCAL

O conceito de libertação controlada local de agentes terapêuticos, quer antimicrobianos quer anti-inflamatórios, foi defendido e desenvolvido até se tornar um conceito viável principalmente por **Max Goodson em 1979**. No entanto, mais de duas décadas após o relatório inicial, o próprio **Goodson**, em 1996, viria a demonstrar que era necessário levar este conceito e a sua visão à aplicação clínica.

Os primeiros dispositivos de administração ***de Goodson*** envolviam fibras ocas de acetato de celulose preenchidas com tetraciclina[52]. Uma vez que estas fibras libertavam tetraciclina de forma exponencial, com 95% do fármaco libertado nas primeiras 2 horas, eram essencialmente dispositivos de administração local com um controlo mínimo da libertação do fármaco.

Embora os níveis de tetraciclina no fluido crevicular gengival tenham permanecido no intervalo terapêutico durante 24 horas e tenham sido registados alguns efeitos sobre as espiroquetas, o estudo deve ser visto principalmente como uma avaliação da administração do medicamento.

Estes estudos raramente definiram a cinética de administração de fármacos do dispositivo, mas tentaram antes provar o conceito de que concentrações elevadas de um agente antimicrobiano colocado na bolsa afectariam os resultados microbianos e clínicos. Outros incorporaram vários agentes, incluindo a clorexidina, os fluoretos de amina e o fluoreto estanoso em géis simples para serem colocados subgengivalmente.

CARACTERÍSTICAS DOS SISTEMAS LOCAIS DE ADMINISTRAÇÃO DE MEDICAMENTOS

1. Biodegradabilidade
2. Fácil de colocar

3. Menos tempo necessário para colocar o dispositivo e,
4. Menor número de aplicações clínicas

DISPOSITIVOS DE LIBERTAÇÃO LOCAL CONTROLADA

Os dispositivos de administração mais recentes utilizados em periodontia têm usado sistemas de libertação controlada baseados principalmente na tecnologia de polímeros. A maioria dos relatórios em periodontia utilizou um fármaco disperso numa matriz polimérica sólida sob a forma de tiras ou fibras acrílicas.

9. TETRACICLINA

As tetraciclinas constituem um grupo de agentes de largo espetro que foi introduzido na prática clínica no final da década de 1940 por **Dugger**. A clortetraciclina foi a primeira tetraciclina isolada do produto de fermentação de *Streptomyces aureofaciens*. Atualmente, existem numerosos compostos no mercado, todos eles baseados nos derivados congéneres da naftacenocarboxamida policíclica, da qual derivam todas as tetraciclinas.

As tetraciclinas são amplamente utilizadas no tratamento das doenças periodontais e os agentes utilizados para esta indicação incluem o cloridrato de tetraciclina, a doxiciclina e a minociclina.

Propriedades farmacológicas

O cloridrato de tetraciclina, a doxiciclina e a minociclina são tetraciclinas semi-sintéticas, sendo o cloridrato de tetraciclina derivado da clortetraciclina, enquanto a doxiciclina é derivada da oxitetraciclina. Tanto a doxiciclina como a minociclina apresentam uma maior absorção oral, são mais extensivamente ligadas às proteínas e têm semividas mais prolongadas do que o cloridrato de tetraciclina.

A solubilidade lipídica das diferentes tetraciclinas tem um reflexo na sua ação antibacteriana. Mais especificamente, está relacionada com a capacidade do fármaco para atravessar a bicamada lipídica da parede celular bacteriana.

Todas as tetraciclinas são removidas da circulação pelo fígado e excretadas no trato gastrointestinal através do sistema biliar. A doxiciclina é parcialmente excretada nas fezes, enquanto as outras tetraciclinas são excretadas por filtração glomerular através dos rins. Com exceção da minociclina, as tetraciclinas são excretadas inalteradas.

Acções antibacterianas

Todas as tetraciclinas são principalmente antimicrobianos bacteriostáticos, eficazes contra todas as bactérias Gram-positivas e muitas espécies Gram-negativas.

A doxiciclina é mais ativa contra o *Staphylococcus aureus* do que outras tetraciclinas.

As tetraciclinas exercem a sua atividade antibacteriana através da inibição da síntese proteica microbiana. Para tal, é necessário aceder ao interior da célula bacteriana. A doxiciclina e a minociclina são mais solúveis em lípidos do que o cloridrato de tetraciclina, pelo que atravessam a bicamada lipídica da célula bacteriana.

Há também provas de que a tetraciclina pode causar alterações na membrana citoplasmática bacteriana, facilitando a fuga de nucleótidos e outros compostos da célula.

Propriedades da tetraciclina

Uma propriedade importante da tetraciclina no tratamento da doença periodontal é a sua capacidade de se concentrar no fluido crevicular gengival. O fármaco apresenta substantividade para a dentina, mantendo a atividade antimicrobiana dentro da bolsa periodontal.

Para além da sua atividade antibacteriana, as tetraciclinas também apresentam propriedades farmacológicas adicionais que são importantes no tratamento da doença periodontal, incluindo

1) Inibição da colagenase [Inibição das metaloprotienases da matriz (MMP) derivadas de fibroblastos, células epiteliais, macrófagos (MMP-1) e neutrófilos (MMP-8)]

2) Inibição da reabsorção óssea

3) Ação anti-inflamatória

4) Capacidade da tetraciclina para promover a fixação de fibroblastos e tecido conjuntivo à superfície da raiz.

SISTEMAS DE ADMINISTRAÇÃO LOCAL DE TETRACICLINA

As tetraciclinas foram incorporadas numa variedade de sistemas de administração para inserção nas bolsas periodontais. Estes incluem

a) Fibras ocas (**Goodson et al 1979**)

b) Fibras de copolímero de etileno e acetato de vinilo (**Goodson et al 1983**)

c) Fibras de etilcelulose (**Friedman & Golomb 1982**)

d) Tiras de acrílico (**Addy et al 1982**)

e) Preparações de colagénio (**Minabe 1989**)

f) Inserções de ácido polimetacrílico com hidroxipropilcelulose (**Higashi et al 1990**)

g) Película de hidroxipropilcelulose (**Noguchi et al 1984**)

FIBRA DE TETRACICLINA (ACTISITE)

Depois de constatar o fraco controlo da libertação do fármaco a partir de fibras ocas, **Goodson** avaliou a libertação de tetraciclina incorporada em diferentes polímeros. Verificou-se que o etileno vinil acetato (EVA) é flexível, pode ser colocado numa bolsa periodontal e mantém a libertação até 14 dias[52].

As fibras de tetraciclina são um dispositivo cilíndrico não reabsorvível para administração de medicamentos, constituído por um copolímero plástico EVA biologicamente inerte, carregado com 25% de cloridrato de tetraciclina em pó. Na forma comercializada, tem 23 cm de comprimento e 0,5 mm de diâmetro e contém 12,7 mg de cloridrato de tetraciclina[52].

Estudos detalhados de administração de medicamentos foram posteriormente relatados por **Tonetti** e colaboradores usando as fibras monolíticas de tetraciclina. As fibras receberam uma concentração média de 1500 µg/ml durante 10 dias e exibiram uma cinética de ordem zero até serem removidas. Após a remoção, a concentração de tetraciclina no fluido crevicular diminuiu exponencialmente. Para além da extensa avaliação da cinética de entrega do fármaco a partir das fibras monolíticas, este sistema foi submetido a testes clínicos bem controlados de eficácia como tratamento para a doença periodontal[32].

O cloridrato de tetraciclina *in vitro* apresenta substantividade para as superfícies dentárias de dentina e mantém a sua atividade antimicrobiana após a adsorção.

Os níveis terapêuticos de cloridrato de tetraciclina persistem no fluido crevicular gengival, durante 3-21 dias após a colocação do medicamento subgengival com soluções de irrigação ou formulações em pasta. Assim, a administração sustentada de cloridrato de tetraciclina em bolsas pode ser alcançada utilizando a superfície da raiz do dente como um depósito de libertação lenta.

As fibras monolíticas de acetato de vinil etileno carregadas com tetraciclina proporcionaram concentrações sustentadas de tetraciclina na bolsa de mais de 1300 µg/ml durante um período de 7 dias após a colocação subgengival com concentrações médias de 43 µg/ml nas porções superficiais da parede do tecido mole da bolsa. Os investigadores mostraram que quando vários dentes são tratados simultaneamente, a concentração salivar variou de 8 a 51 µg/ml, os níveis séricos, no entanto, permanecem abaixo do nível de deteção[32].

Estudos clínicos recentes mostram os benefícios adjuvantes da administração local de tetraciclina em lesões localizadas de periodontite recorrente em doentes com manutenção periodontal, que podem ser mantidos durante pelo menos 24 meses após o tratamento.

Drisko et al (1995)[102] não conseguiram encontrar quaisquer melhorias significativas nos parâmetros clínicos com as fibras de tetraciclina de libertação controlada numa população de indivíduos recentemente tratados e em cuidados de manutenção. No entanto, verificou-se uma menor recorrência da doença com a terapia com fibras de tetraciclina em doentes em tratamento de manutenção que não conseguiram obter resultados apenas com o desbridamento mecânico.

Outros estudos clínicos recentes encontraram melhores melhorias nos níveis de fixação periodontal com a colocação de fibras de tetraciclina em toda a boca em todas as bolsas > 3 mm e após a colocação de fibras duas vezes de 6 em 6 meses em vez da terapia de manutenção mecânica.

Um estudo importante de **Mandell et al (1986)**[103] ilustra um perigo potencial das fibras monolíticas de tetraciclina. Após 10 dias de colocação da fibra, as proporções subgengivais de *A. actinomycetemcomitans* aumentaram acentuadamente nos doentes com periodontite juvenil localizada estudados, o que provavelmente se deve à supressão da flora da bolsa pela fibra-tetraciclina e à reinfeção do nicho ecológico por *A. actinomycetemcomitans* a partir de um reservatório de tecido e de áreas da bolsa periodontal não expostas a concentrações suficientes de tetraciclina. Assim, a utilização de fibras de tetraciclina pode constituir um problema na presença do agente patogénico periodontal *A. actinomycetemcomitans*. Além disso, a superinfeção por agentes patogénicos periodontais resistentes à tetraciclina também pode limitar a eficácia das fibras de tetraciclina no tratamento da doença periodontal.

Goodson et al (1979)[52] demonstraram que a eliminação virtual das espiroquetas do sulco gengival é possível através de uma única colocação de fibras ocas cheias de tetraciclina e que as espiroquetas, uma vez eliminadas de um local, não se recolonizam rapidamente, apesar da persistência de organismos viáveis noutros locais da boca.

Golub et al (1984)[104] referiram que a tetraciclina podia inibir a atividade da colagenase, a degradação do colagénio e a reabsorção óssea.

Goodson et al (1985)[105] compararam as fibras ocas com as fibras monolíticas de acetato de etilo vinil carregadas com 25% de cloridrato de tetraciclina. Avaliaram a composição microbiana subgengival de locais periodontais doentes através de microscopia de campo escuro antes e depois da destartarização ou da administração local de tetraciclina. As fibras ocas estabeleceram uma concentração intrasulcular inicial de 2,00,000 µg/ml. que diminuiu exponencialmente para 15 µg/ml em 24 horas. Ele se esgotou dentro deste tempo e foi assim removido. A fibra monolítica carregada com 25% de tetraciclina proporcionou uma libertação sustentada durante 10 dias. A concentração média de tetraciclina intrasulcular medida no final do período de 10 dias foi de 643 µg/ml. Nestes locais, as contagens totais de espiroquetas, bastonetes móveis e bastonetes não móveis foram significativamente reduzidas imediatamente após o tratamento.

Goodson & Cugini et al (1990)[32] estudaram uma resposta comparativa de dentes móveis após terapia com fibra de tetraciclina ou raspagem. A mobilidade, o ganho de nível de inserção e o sangramento à sondagem (BOP) foram avaliados aos 0 dias, 30 dias e 60 dias. Os dados sugeriram que o tratamento de dentes móveis com tetraciclina administrada localmente resulta numa resposta clínica superior em comparação com a destartarização isolada.

Minabe et al (1989)[106] utilizaram uma película de colagénio reabsorvível imobilizando tetraciclina na mesma. A película de tetraciclina continha Atelocolagénio e tetraciclina em doses iguais. A película foi reticulada com glutaraldeído a 2%. O Atelocolagénio tem excelentes propriedades como substância transportadora para a imobilização de várias substâncias fisiologicamente activas, ou seja, enzimas e medicamentos. Esta película dissolveu-se cerca de uma semana após a administração. Uma quantidade de tetraciclina que excedia a dose eficaz no fluido crevicular gengival estava presente na bolsa periodontal mesmo 10 dias após a inserção da película de colagénio reticulado com tetraciclina. Os resultados indicaram que uma única folha de película de tetraciclina inserida manteve os efeitos clínicos e bacteriológicos dos medicamentos durante 2 a 3 semanas.

Tonetti et al (1990)[31] compararam a irrigação subgengival de tetraciclina com dispositivos de administração controlada de fármacos de fibra monolítica com 25% de cloridrato de tetraciclina. A irrigação subgengival foi efectuada com 2 concentrações de cloridrato de tetraciclina (1% e 10% p/v). As fibras de tetraciclina mantiveram uma concentração média constante de 1590 µg/ml. nas bolsas periodontais durante um período de 10 dias. A administração local por irrigação pode criar concentrações iniciais elevadas. No entanto, não apresentou concentrações constantes. Os resultados mostraram as caraterísticas de entrega das fibras de tetraciclina como ordem zero durante 10 dias. Após a remoção, foi observada uma eliminação exponencial.

Eckles et al (1990)[107] testaram a aplicação intra-crevicular de tetraciclina num veículo de petrolato branco através de uma seringa para o tratamento da doença periodontal. Os resultados indicaram que a tetraciclina em petrolato branco foi facilmente colocada nas bolsas periodontais e a concentração biologicamente efectiva (115,8 µg/ml) foi alcançada durante pelo menos 3 dias. A tetraciclina em petrolato branco reduziu as profundidades das bolsas de sondagem e a hemorragia à sondagem durante 8 a 12 semanas após o tratamento e também reduziu a percentagem de bastonetes móveis e espiroquetas.

Minabe et al (1991)[108] estudaram os efeitos terapêuticos do tratamento combinado utilizando película de colagénio imobilizada com tetraciclina e alisamento radicular em bolsas de furca periodontal. Os resultados demonstraram que os efeitos do alisamento radicular no tratamento das bolsas de furca foram melhorados pela aplicação local da película de tetraciclina.

Heijl et al (1991)[109] concluíram que a combinação de terapia com fibras com raspagem e alisamento radicular foi particularmente eficaz, sugerindo uma possível sinergia entre estas formas de terapia. A terapia combinada eliminou o sangramento à sondagem, e bacteróides pigmentados de preto, e produziu a maior redução média na profundidade da bolsa.

Goodson et al (1991)[110] indicaram que a colocação de fibras de tetraciclina constitui um meio seguro e eficaz para o tratamento de infecções periodontais.

Maiden et al (1991)[(111) indicaram] que a sonda de ADN e os métodos culturais indicaram níveis comparáveis de supressão das espécies monitorizadas (*A. actinomycetemcomitans, P. intermedia, E. corrodens, P. gingivalis e W. reta*) após a terapia com fibra de tetraciclina e destartarização. A microbiota dos locais controlados com fibra e não tratados não pareceu ser significativamente alterada por nenhum dos métodos.

Goodson et al (1991)[112] concluíram que ocorreu uma redução significativa da profundidade da bolsa e da hemorragia nos locais tratados com fibras de tetraciclina infectados com as espécies periodontopáticas. O ganho significativo do nível de inserção ocorreu apenas em locais inicialmente infectados com *P. gingivalis* e tratados com fibras de tetraciclina.

Morrison et al (1992)[113] concluíram que as áreas da raiz desmineralizada mostraram uma ligeira penetração da tetraciclina (10 microns) nos túbulos dentinários expostos.

Rapley et al (1992)[114] avaliaram os níveis séricos de tetraciclina durante o tratamento com fibras contendo tetraciclina. Durante a aplicação de fibras de tetraciclina, a concentração plasmática do fármaco não excedeu 0,1 µg/ml, o que foi apenas 1/30th da concentração por dose sistémica de 250 mg de tetraciclina. Assim, níveis transitórios e insignificantes de tetraciclina tornam-se disponíveis sistemicamente logo após a colocação de várias fibras. A dose de tetraciclina em cada doente foi bem tolerada e não esteve associada a quaisquer efeitos adversos graves.

Ciancio et al (1992)[115] indicaram que a utilização pré-cirúrgica de fibras de tetraciclina com libertação controlada e específica do local não interfere com a cicatrização pós-cirúrgica. Concluiu também que as fibras carregadas de tetraciclina podem atuar contra os agentes patogénicos não só no fluido crevicular, mas também no tecido que reveste a bolsa.

Newman & Kornman et al (1994)[116] e **Greenstein (1995)**[117] concluíram que a terapia com fibras aumentou significativamente a eficácia da destartarização e do alisamento radicular no tratamento de sítios de periodontite recorrente localizada e sítios que não respondem à terapia convencional.

Lowenguth et al (1995)[118] demonstraram que, quando comparada com a destartarização e o alisamento radicular isolados, a utilização adjuvante de fibra de tetraciclina resultou consistentemente numa menor percentagem de locais com níveis detectáveis de *Fusobacterium nucleatum, Porphyromonas gingivalis, Prevotella intermedia e Campylobacter rectus.*

Michalowicz et al (1995)[119] no seu estudo sugeriu que a destartarização e o alisamento radicular em conjunto com a terapia com fibra de tetraciclina durante 10 dias podem reduzir significativamente a recorrência da doença 3 a 12 meses após o tratamento na ausência de cuidados de apoio.

Drisko & Cobb et al (1995)[102] concluíram que duas aplicações consecutivas de tetraciclina em série durante 10 dias não parecem ter qualquer benefício aditivo significativo em relação a uma única aplicação de 10 dias.

Trombelli et al (1996)[120] concluíram que não foi obtido qualquer efeito adjuvante na resposta de cicatrização ao aumentar o desbridamento mecânico com tetraciclina administrada localmente.

Cattabriga et al (1996)[121] concluíram que as fibras de tetraciclina diminuíram claramente os sinais clínicos de inflamação periodontal. A adição de destartarização e alisamento radicular na altura da colocação das fibras diminuiu ainda mais, embora não significativamente, o grau de inflamação.

Lamster et al (1996)[122] sugerem que os mediadores inflamatórios do hospedeiro (β-glucuronidase e interleucina-1β) associados ao aumento do risco de doença periodontal ativa são reduzidos após a terapia com fibras de tetraciclina.

Mombelli et al (1996)[123] demonstraram que a administração local de tetraciclina é altamente eficaz na redução da prevalência e das proporções de anaeróbios de pigmentação negra numa dentição. As bolsas profundas sangrantes dos segundos molares têm um risco acrescido de persistência destes anaeróbios.

Litch et al (1996)[124] demonstraram que uma quantidade substancial de tetraciclina permanece na fibra **de actisite** aquando da remoção (cerca de 70%), o que indica que são mantidas concentrações substanciais de fármaco na bolsa durante o tratamento.

Radvar et al (1996)[125] concluíram que um regime de tratamento de destartarização e alisamento radicular mais 25% de fibra de tetraciclina, quando comparado com 2% de gel de minociclina e 25% de gel de metronidazol, deu a maior vantagem no tratamento de lesões periodontais persistentes, pelo menos durante o período de 6 semanas após o tratamento.

Vandekerckhove et al (1997)[126] no seu estudo provou que as fibras impregnadas com tetraciclina podem reduzir significativamente a profundidade de sondagem durante um período de 6 meses em pacientes que não respondem ao tratamento periodontal clássico completo e repetido.

Wilson et al (1997)[127] concluíram que a utilização de fibras não proporcionou qualquer vantagem significativa no que respeita à redução da profundidade de sondagem ou ao ganho de adesão clínica após 5 anos.

Fourmousis et al (1998)[128] concluíram, por meio de análise de imagem digital, que a raspagem e o alisamento radicular combinados com a terapia com fibras de tetraciclina podem resultar em aumento da densidade óssea e da altura do osso alveolar. O tratamento de boca inteira pareceu resultar em ganhos mais pronunciados em comparação com sítios com terapia local ou não tratados.

Tonetti et al (1998)[129] no seu estudo indicou que a adição de fibras de tetraciclina à terapia mecânica isolada resultou num melhor controlo dos parâmetros periodontais durante a manutenção periodontal de furcações mandibulares de classe II.

Wong et al (1999)[130] observaram que as bactérias localizadas na bochecha, na língua, na saliva ou em locais não tratados podem contribuir para a recolonização das bolsas. Isto explicou a resposta insignificante à terapia local com tetraciclina.

Greenstein et al (2000)[131] afirmaram que a tetraciclina é utilizada como um dispositivo cilíndrico não reabsorvível de administração de medicamentos, constituído por um copolímero biologicamente inerte carregado com 20% de cloridrato de tetraciclina em pó. As fibras monolíticas que contêm tetraciclina são também utilizadas para administração controlada nas bolsas periodontais. Estas fibras são aplicadas para preencher completamente a bolsa e mantidas in situ com um adesivo de cianoacrilato durante 7 a 10 dias. No final do período terapêutico, as fibras devem ser removidas. Este dispositivo de entrega controlada foi capaz de manter a concentração de tetraciclina no fluido crevicular gengival superior a 1.300 µg/ml durante um período de 7 dias. Após a aplicação da tetraciclina, foi observada uma supressão da microbiota subgengival utilizando microscopia de campo escuro, contagens totais cultiváveis, meios selectivos e identificação de agentes patogénicos periodontais por sonda de ADN. Numa comparação de seis meses de 3 terapias antimicrobianas locais periodontais em bolsas periodontais persistentes, foi demonstrado um efeito aditivo das fibras de tetraciclina quando utilizadas em conjunto com o desbridamento mecânico.

Mombelli et al (2001)[132] concluíram que a terapia da peri-implantite através da administração local de tetraciclina teve um efeito positivo nos parâmetros clínicos e microbiológicos.

Pavia et al (2003)[133] documentaram que a administração local de tetraciclina melhora os resultados clínicos do tratamento tradicional e deve ser considerada particularmente como um complemento à raspagem e alisamento radicular. As considerações relativas aos efeitos adversos do uso generalizado da tetraciclina devem ser tidas em conta ao escolher uma estratégia terapêutica para a periodontite crónica.

Aimetti et al (2004)[134] concluíram que a raspagem e o alisamento radicular mais as fibras de tetraciclina deram a maior vantagem no tratamento de lesões periodontais persistentes pelo menos 12 meses após o tratamento.

Rodrigues et al (2004)[135] concluíram que a administração local ou sistémica de tetraciclina resulta em espécies subgengivais intrinsecamente resistentes ao fármaco.

Embora a percentagem de locais com agentes patogénicos periodontais resistentes à tetraciclina fosse bastante elevada nesta população, ambas as terapêuticas foram eficazes na redução da sua prevalência ao longo do tempo.

COLOCAÇÃO CLÍNICA DE FIBRAS DE TETRACICLINA

Quando se verificar que um local é adequado para a terapia com fibras de tetraciclina, as medições clínicas devem ser cuidadosamente registadas, seguidas de destartarização e alisamento radicular e lavagem suave com solução salina estéril ou água estéril.

A fibra de tetraciclina é então removida da sua embalagem, e uma extremidade é colocada na base da bolsa usando uma sonda periodontal, um instrumento de empacotamento de cordão, ou um instrumento de plástico (Fig. 6). Se a bolsa for circunferencial, a fibra deve ser cuidadosamente embalada à volta de todo o dente, de modo a que todo o espaço da bolsa seja preenchido desde a base da bolsa até à margem gengival.

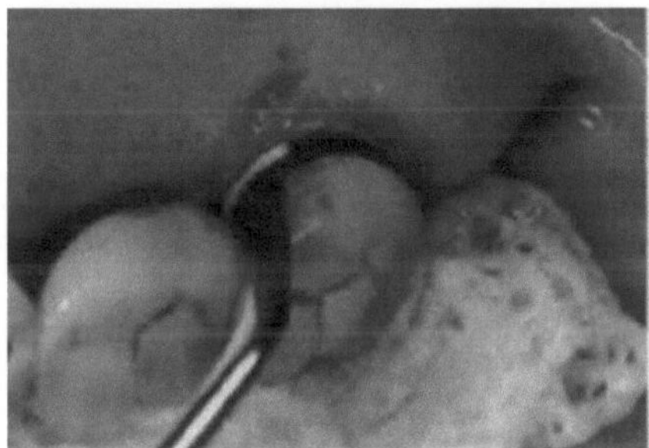

Fig 6 Colocação subgengival da fibra de tetraciclina

Se a bolsa estiver apenas num lado do dente, a fibra é colocada em camadas para a frente e para trás até preencher a bolsa desde a base até à margem gengival. A margem gengival é então suavemente seca e o adesivo de cianoacrilato é aplicado.

As instruções de higiene oral devem ser seguidas para que as fibras não sejam desalojadas. Os enxaguamentos com clorexidina constituem um complemento útil da higiene oral durante a terapia com fibras. A fibra deve ser removida aproximadamente 10 dias após a colocação. A parte exposta das fibras deve ser agarrada com um alicate de algodão e removida lentamente para retirar a maior quantidade possível de fibras sem as partir.

A área da bolsa deve então ser cuidadosamente explorada com sondas subgengivais e curetas para garantir que todas as fibras são removidas. A fibra residual produzirá uma reação inflamatória no tecido. Após 10 dias no local, a fibra húmida tem uma textura semelhante à sensação do tecido na base da bolsa. Após a remoção da fibra, as superfícies dentárias tratadas são verificadas para garantir que todo o cálculo foi removido. Aplica-se uma pressão suave na margem gengival com uma esponja de gaze para readaptar a gengiva à superfície do dente. O tecido é mantido no lugar com uma pressão firme durante aproximadamente dois minutos.

O doente deve então ser colocado nos procedimentos normais de higiene oral. É aconselhável voltar a examinar o doente dentro de aproximadamente duas semanas para se certificar de que não há fibras residuais ou de que não foram deixadas fibras no local, o que é evidenciado por uma reação inflamatória aguda.

10. DOXICICLINA

A doxiciclina foi aprovada como antibiótico sistémico desde o início dos anos 80 e tem sido utilizada com sucesso no tratamento da periodontite inflamatória. Quando administrada por via sistémica, a doxiciclina tem a capacidade de se concentrar no fluido crevicular e demonstra um amplo espetro de atividade contra agentes patogénicos periodontais comuns, tais como *Actinobacillus actinomycetemcomitans, Prevotella intermedia, Porphyromonas gingivalis, Fusobacterium nucleatum, Eikenella corrodens* e *espiroquetas*. A doxiciclina é substantiva para a dentina e o cemento (**Demirel et al 1991**), sugerindo o papel potencial da raiz como um reservatório para a libertação subsequente da doxiciclina.

A aplicação local de doxiciclina resultou apenas em aumentos transitórios da resistência da microflora oral e não em crescimento excessivo de agentes patogénicos estranhos. **Stoller et al (1998)**[156] estabeleceram que a doxiciclina a 10% numa formulação de gel bioreabsorvível de poli(DL-lactido) [*ATRIDOX*'] de libertação sustentada, atinge concentrações no fluido crevicular gengival superiores a 1200µg/ml e é libertada lentamente a níveis de CIM para a maioria dos agentes patogénicos periodontais durante um período de 7-8 dias.

GEL DE HICLATO DE DOXICICLINA A 10% (ATRIDOX™)

O gel de hiclato de doxiciclina a 10% (Fig. 7) é um produto de libertação controlada subgengival composto por um sistema de mistura de duas seringas.

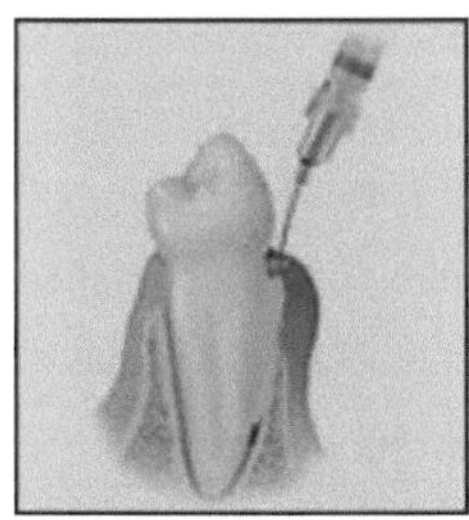

Fig 7 Aplicação do gel de hiclato de doxiciclina na bolsa

O produto constituído é um líquido viscoso amarelo pálido a amarelo com uma concentração de 8,5% w/w de doxiciclina. Ao entrar em contacto com o fluido crevicular, o produto líquido solidifica e permite a libertação controlada do medicamento durante um período de 7 dias.

A doxiciclina é um antibiótico de largo espetro derivado sinteticamente da oxitetraciclina. A fórmula estrutural do hiclato de doxiciclina é: $(C_{22}H_{24}N_2O_{(8)}\cdot HCl)_{2\cdot C2¾O\cdot H2O}$.

Stoller et al (1998)[156] concluíram que a elevada concentração de fármaco disponível nos sítios tratados, juntamente com os níveis relativamente baixos na saliva e os níveis quase inexistentes no soro, indicam que este sistema biodegradável de libertação controlada apresenta um perfil farmacocinético adequado para a administração de doxiciclina nas bolsas periodontais.

Garrett et al (2000)[157] observaram que tanto o gel de doxiciclina sem instrumentação mecânica concomitante como a destartarização e o alisamento radicular foram igualmente eficazes como terapia periodontal de apoio neste grupo de pacientes durante o período de estudo de 9 meses.

Wennstrom et al (2000)[158] indicaram que a instrumentação subgengival simplificada combinada com a aplicação local de doxiciclina em sítios periodontais profundos pode ser considerada como uma abordagem justificada para o tratamento não cirúrgico da periodontite crónica.

Wolinsky et al (2001)[159] concluíram que o intervalo de tempo decorrido desde o último episódio de destartarização e alisamento radicular não teve qualquer efeito observável nos resultados alcançados no tratamento de locais com periodontite apenas com doxiciclina hiclato administrada localmente ou apenas com destartarização e alisamento radicular. O tratamento de locais de periodontite com hiclato de doxiciclina administrado localmente resultou numa melhoria clínica comparável à destartarização e alisamento radicular, independentemente da frequência de profilaxia do paciente.

Eickholz et al (2002)[160] opinaram que a aplicação tópica subgengival adjuvante de um gel biodegradável de doxiciclina a 15% era segura e proporcionava um ganho de fixação relativa e uma redução da profundidade de sondagem da bolsa mais favoráveis do que a destartarização e o alisamento radicular isolados e o controlo do veículo subgengival.

Assim, através da utilização de doxiciclina tópica, o limiar para a terapia periodontal cirúrgica pode ser deslocado para bolsas mais profundas.

Kim et al (2002)[161] demonstraram que após a aplicação subgengival de um gel biodegradável de doxiciclina a 14%, os níveis médios de doxiciclina no fluido crevicular gengival que excediam 16 µg/ml podiam ser mantidos durante pelo menos 12 dias. Assim, o agente antimicrobiano pode ser classificado como um dispositivo de libertação controlada. O efeito antibiótico foi limitado principalmente aos locais subgengivais.

O gel de doxiciclina possui as propriedades farmacocinéticas e clínicas para fornecer níveis eficazes de antibióticos à bolsa periodontal e para manter estes níveis durante pelo menos uma semana sem necessidade de retenção adicional do medicamento por um penso periodontal.

Tomasi et al (2004)[162] indicaram que a aplicação local de gel de libertação controlada de doxiciclina pode neutralizar parcialmente o efeito negativo do tabaco na cicatrização periodontal após uma terapia cirúrgica não .

Jorgensen et al (2004)[163] provaram que a doxiciclina de libertação controlada colocada em bolsas periodontais moderadas a profundas não causou uma redução adicional significativa na microbiota patogénica subgengival em comparação com a raspagem/plainagem radicular completa.

Uma vez que a doxiciclina de libertação controlada pode não suprimir significativamente vários microrganismos patogénicos subgengivais e parece não possuir qualquer vantagem distinta em relação a anti-sépticos de largo espetro, seguros e baratos, a razão para a sua utilização na terapia periodontal permanece pouco clara.

Ratka - Kruger et al (2005)[164] opinaram que a adição da instilação subgengival de um gel de doxiciclina a 14% resultou numa redução pronunciada dos agentes patogénicos periodontais após 3 meses e na estabilização dos resultados até 6 meses após a terapia. A resistência à doxiciclina não foi induzida.

INDICAÇÕES E UTILIZAÇÃO

O gel de hiclato de doxiciclina a 10% é indicado para utilização no tratamento da periodontite crónica do adulto para um aumento da ligação clínica, redução da profundidade de sondagem e redução da hemorragia à sondagem.

CONTRA-INDICAÇÕES

O gel de hiclato de doxiciclina a 10% não deve ser utilizado em doentes com hipersensibilidade à doxiciclina ou a qualquer outro medicamento da classe das tetraciclinas.

DOSAGEM E ADMINISTRAÇÃO

Preparação para utilização

Retirar o produto embalado da refrigeração pelo menos 15 minutos antes da mistura. Acoplar a seringa A (sistema de administração de líquido) e a seringa B (pó do medicamento) (Fig. 8, Fig. 9). Injetar o conteúdo líquido da seringa A (indicado pela faixa roxa) na seringa B (pó de doxiciclina) e, em seguida, empurrar o conteúdo de volta para a seringa A. Esta operação completa é um ciclo de mistura.

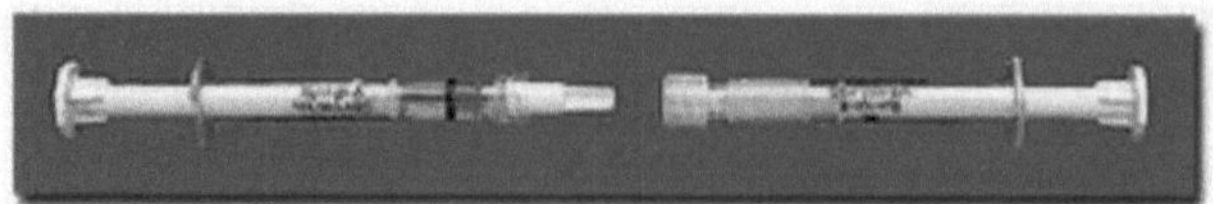

Fig 8 Seringa A e Seringa B

Completar 100 ciclos de mistura a um ritmo de um ciclo por segundo, com movimentos rápidos.

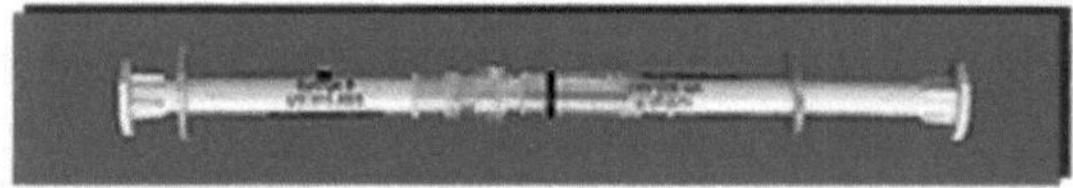

Fig 9 Mistura de duas seringas

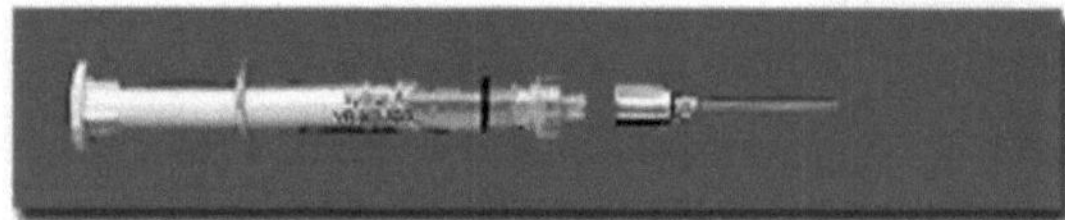

Fig 10 Gel de doxiciclina pronto a usar

Se necessário, as seringas acopladas podem ser armazenadas na bolsa reutilizável à temperatura ambiente durante um máximo de três dias. Após o armazenamento, efetuar mais dez ciclos de mistura imediatamente antes da utilização. Continuar com as instruções de utilização imediata.

O conteúdo estará na seringa A (indicado pela risca roxa). Segure as seringas acopladas verticalmente com a seringa A na parte inferior. Puxar o êmbolo da seringa A para trás e deixar o conteúdo escorrer pelo cilindro durante alguns segundos. Desacoplar as duas seringas e fixar a cânula romba à seringa A. O produto está agora pronto a ser aplicado (Fig. 10).

Administração do produto

O gel de hiclato de doxiciclina a 10% não requer anestesia local para a colocação. A cânula deve ser dobrada de forma a assemelhar-se a uma sonda periodontal e a bolsa periodontal deve ser explorada de forma semelhante à sondagem periodontal (Fig. 11).

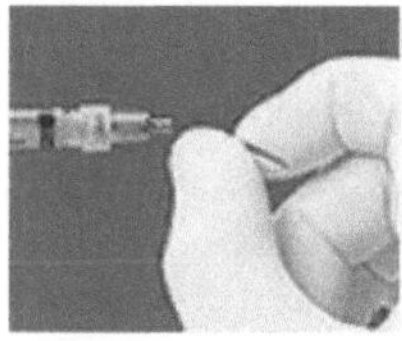

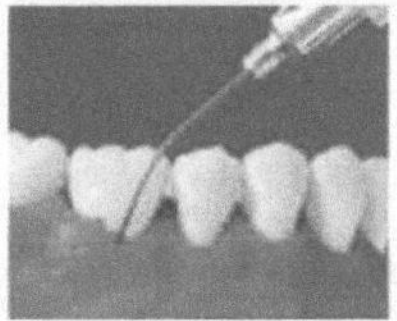

Fig 11 Dobragem da cânula e administração de doxiciclina na bolsa

Mantendo a ponta da cânula perto da base da bolsa, o produto é introduzido na bolsa até que a formulação atinja o topo da margem gengival. A ponta da cânula é retirada da bolsa. Para separar a ponta da formulação, a ponta da cânula é virada na direção do dente, a ponta é pressionada contra a superfície do dente e o fio da formulação é retirado da ponta da cânula.

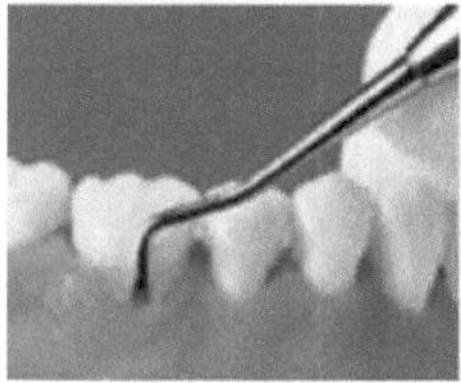

Fig 12 Embalagem do gel por instrumento dentário

Poderão ser necessárias variações desta técnica para conseguir a separação entre o gel de Hyclate Doxycycline a 10% e a cânula. Se desejado, utilizando um instrumento dentário adequado, o gel de hiclato de doxiciclina a 10% pode ser introduzido na bolsa (Fig. 12).

Mergulhar a extremidade do instrumento em água antes de o embalar ajudará a evitar que o gel adira ao instrumento e ajudará a acelerar a coagulação do gel. Algumas gotas de água pingadas na superfície do gel, uma vez na bolsa, também ajudarão na coagulação. Se necessário, adicionar mais gel, tal como descrito acima, e colocá-lo na bolsa até esta estar cheia. Cobrir as bolsas que contêm o gel com o penso periodontal Coe-Pak™ ou com o adesivo dentário Octyldent™. A aplicação do gel pode ser repetida quatro meses após o tratamento inicial.

Informação sobre a dosagem

O produto final misturado é 500 mg de formulação contendo 42,5 mg de doxiciclina (8,5% p/p de doxiciclina).

11. MINOCICLINA

A minociclina é um derivado da tetraciclina que é ativo contra um amplo espetro de microrganismos Gm-negativos e Gm-positivos implicados na periodontite crónica. Além disso, a minociclina também inibe as MMP que destroem os constituintes do periodonto, incluindo o colagénio, as fibras elásticas, os proteoglicanos e a fibronectina.

A minociclina é um antibiótico bacteriostático; no entanto, não existem dados disponíveis sobre a extensão do seu reservatório subgengival de fármacos.

A minociclina tem sido utilizada em diferentes formas de administração local de medicamentos. Uma pomada contendo minociclina a 2% (Dentomycin®, Cyanamid International, Lederle Division, Wayne, NJ, e SunStar, Osaka, Japão) não parece ter quaisquer propriedades de libertação sustentada. Foi descrita na literatura uma forma de dosagem para a administração subgengival de libertação sustentada de cloridrato de minociclina sob a forma de microesferas de cloridrato de minociclina (**Okuda et al, 1992; lones et al, 1994)**.

MICROESFERAS DE CLORIDRATO DE MINOCICLINA

As microesferas de cloridrato de minociclina são um produto de libertação sustentada subgengival que contém o antibiótico cloridrato de minociclina incorporado num polímero bioreabsorvível, o poliglicolido-co-dl-lactido (PGLA) para administração subgengival profissional em bolsas periodontais. Cada cartucho de dose unitária fornece cloridrato de minociclina equivalente a 1 mg de base livre de minociclina (Fig. 13, Fig. 14).

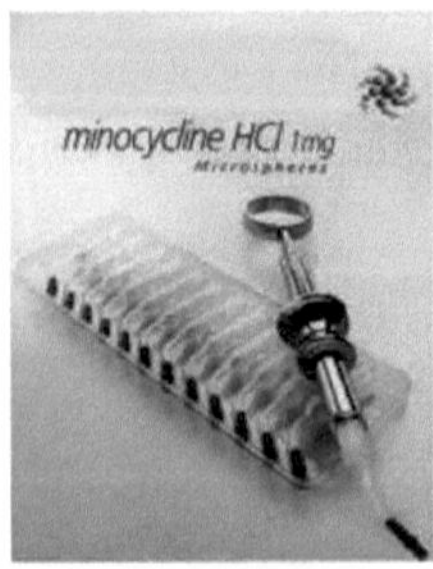

Fig 13 Hemisfério do cloridrato de minociclina

A fórmula molecular do cloridrato de minociclina é $C_{23}H_{27}N_3O_7$. HCl e o peso molecular é 493,94.

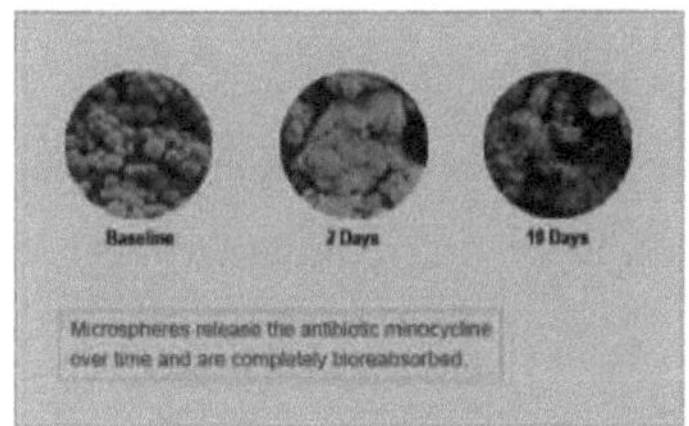

Fig 14 Microesfera bioabsorvível de minociclina

Williams et al (2001) [136] **e Paquette et al (2004)** [137] concluíram que a destartarização e o alisamento radicular mais microesferas de minociclina são mais eficazes do que a destartarização e o alisamento radicular isolados na redução da profundidade de sondagem em pacientes com periodontite.

Meinberg et al (2002)[138] concluíram que a raspagem e o alisamento radicular e a minociclina subgengival em locais experimentais demoravam pouco tempo (<5 minutos/ consulta), mas resultavam numa maior redução da profundidade de sondagem e numa perda óssea menos frequente do que a manutenção periodontal convencional.

Oringer et al (2002)[139] indicaram que os níveis de interleucina-1 no fluido crevicular gengival estão correlacionados com medidas clínicas da doença periodontal e podem ajudar a avaliar o estado da doença e a resposta à terapia periodontal. Além disso, a administração local de microesferas de minociclina levou a uma redução potente a curto prazo dos níveis de interleucina-1 no fluido crevicular gengival.

INDICAÇÕES E UTILIZAÇÕES

As microesferas de cloridrato de minociclina são indicadas como adjuvantes dos procedimentos de destartarização e alisamento radicular para a redução da profundidade da bolsa em doentes com periodontite em adultos. É aplicado diretamente na bolsa com uma seringa (Fig. 15).

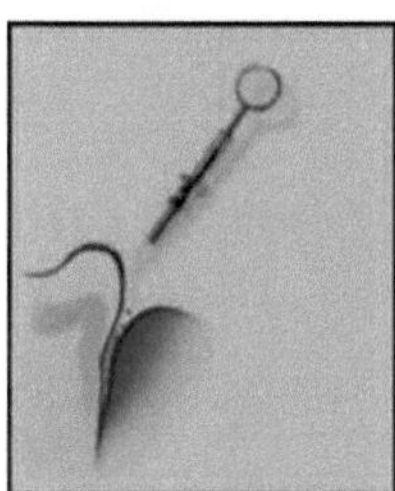

Fig 15 Aplicação do medicamento na bolsa periodontal

As microesferas de cloridrato de minociclina podem ser utilizadas como parte de um programa de manutenção periodontal que inclui uma boa higiene oral e destartarização e alisamento radicular.

CONTRA-INDICAÇÕES

As microesferas de cloridrato de minociclina não devem ser utilizadas em doentes com sensibilidade conhecida à minociclina ou ao grupo das tetraciclinas.

DOSAGEM E ADMINISTRAÇÃO

As microesferas de cloridrato de minociclina são fornecidas sob a forma de pó seco, embaladas num cartucho de dose unitária, que é inserido numa pega do cartucho para administrar o produto. O profissional de saúde oral retira o cartucho descartável da sua bolsa e liga o cartucho ao mecanismo de pega. A administração deste produto não requer anestesia local.

A administração subgengival profissional é efectuada inserindo o cartucho de dose unitária na base da bolsa periodontal e, em seguida, premindo o anel do polegar no mecanismo da pega para expelir o pó, enquanto se retira gradualmente a ponta da base da bolsa.

O mecanismo da pega deve ser esterilizado entre doentes. As microesferas de cloridrato de minociclina não têm de ser removidas, uma vez que são bioreabsorvíveis, nem é necessário um adesivo ou penso.

COMO É FORNECIDO

1 mg. de microesferas de cloridrato de minociclina, fornecidas em doses unitárias de 12 cartuchos num tabuleiro embalado com dessecante numa bolsa selada a quente e laminada que pode ser fechada novamente (Fig. 16).

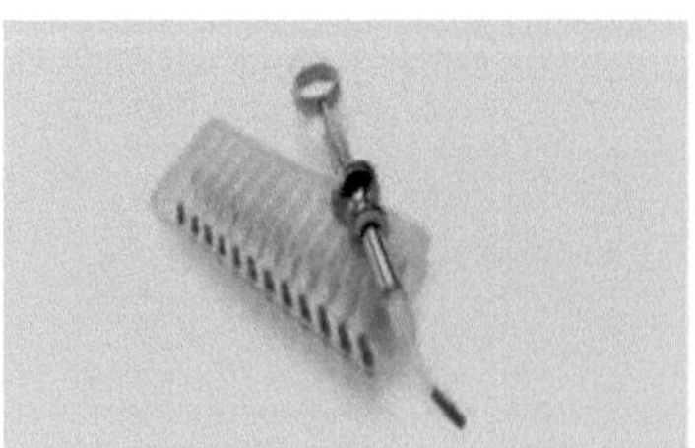

Fig 16 Cartucho de Minociclina

Cada caixa contém 2 bolsas. Cada cartucho de dose unitária contém o produto identificador "OP-1".

CONDIÇÕES DE ARMAZENAMENTO

A minociclina é conservada a uma temperatura de 20° a 25°C (68° a 77°F).

12. CLORHEXIDINA

HISTÓRIA

A clorexidina (CHX) foi desenvolvida na década de 1940 pela *Imperial Chemical Industries, Inglaterra*, e comercializada em 1954 como antissético para feridas cutâneas. Mais tarde, o anti-sético foi mais amplamente utilizado em medicina e cirurgia, incluindo obstetrícia, ginecologia, urologia e preparações pré-cirúrgicas da pele, tanto para o doente como para o cirurgião.

Em medicina dentária, a clorexidina foi inicialmente utilizada para a desinfeção pré-cirúrgica da boca e do canal radicular em endodontia. A inibição da placa bacteriana pela clorexidina foi investigada pela primeira vez em 1962 **(Schroeder 1969)**, mas o estudo definitivo foi efectuado por **Loe e Schiot (1970)**.

ESTRUTURA

A clorexidina (CHX) é um anti-sético bis-biguanida, sendo uma molécula simétrica constituída por 4 anéis clorofenílicos e 2 grupos biguanida ligados por uma ponte central de hexametileno.

De facto, é a natureza dicatónica da CHX que a torna extremamente interactiva com aniões e que é relevante para a sua eficácia, segurança, efeitos secundários locais e dificuldades de formulação em produtos.

MODO DE ACÇÃO ANTIBACTERIANO

A parede celular bacteriana é carateristicamente carregada negativamente. A clorexidina catiónica é rapidamente atraída para a superfície celular, com uma adsorção específica e forte a compostos que contêm fosfato. A integridade da membrana celular bacteriana é alterada e a clorexidina é atraída para a membrana celular interna. A clorexidina liga-se aos fosfolípidos, aumentando assim a permeabilidade da membrana e provocando a fuga de componentes de baixo peso molecular, como os iões de potássio.

GAMA DE ACTIVIDADE ANTIBACTERIANA

A clorexidina é um agente antibacteriano. É uma bis-biguanida catiónica com uma ampla atividade antibacteriana, baixa toxicidade para os mamíferos e uma forte afinidade para se ligar à pele e às membranas mucosas. Tem um amplo espetro de atividade que abrange bactérias Gram-positivas, bactérias Gram-negativas, leveduras, dermatófitos e alguns vírus lipofílicos.

A sua atividade antimicrobiana é do tipo ativo de membrana que danifica a membrana citoplasmática interna.

O agente antimicrobiano clorexidina possui a maioria das caraterísticas dos antimicrobianos ideais descritos por **van der Ouderaa** em 1991, ou seja, é seguro; clinicamente eficaz na redução da placa bacteriana e da gengivite; tem substantividade; afecta a flora patogénica; e é aceitável em termos de sabor, custo e facilidade de utilização.

SUBSTANTIVIDADE

Addy (1986)[140] opinou que a propriedade de persistência da atividade antiplaca superior da clorexidina se deve à sua maior substantividade.

A pH fisiológico, a clorexidina é uma molécula dicatónica longa e tem a capacidade de se adsorver a partículas carregadas negativamente, como as bactérias. A clorexidina também tem a capacidade de se ligar a diferentes elementos com carga aniónica na cavidade oral, ou seja, nos dentes e na membrana mucosa.

Na dose bacteriostática, os efeitos da clorexidina são reversíveis e a remoção do excesso de clorexidina permite a recuperação das bactérias. O aumento da concentração de clorexidina leva a danos progressivos na mucosa oral.

A fuga de componentes de baixo peso molecular da célula bacteriana conduz à morte celular, devido à coagulação e precipitação do citoplasma e à formação de complexos fosfatados. Esta fase bactericida é irreversível.

A diferença de efeitos da clorexidina nas membranas externa e interna sugere algum grau de especificidade da ação da clorexidina na(s) membrana(s).

A clorexidina inibe a formação da placa bacteriana ao precipitar os factores de aglutinação na saliva e ao deslocar o cálcio da matriz da placa bacteriana.

EFEITO DA CLORHEXIDINA NA PLACA BACTERIANA ESTABELECIDA

As aplicações frequentes de bochechos com clorexidina provocam a dispersão e a eliminação da placa bacteriana existente **(Loe e Schiolt 1970)** [141]. A aplicação tópica de uma forte concentração deste medicamento pode ter efeitos semelhantes.

Bonesvoll e Olsen (1974)[142] demonstraram que quando a clorexidina era aplicada como um enxaguatório bucal convencional, a placa presente nos dentes retinha uma quantidade substancial do agente.

EFEITOS COLATERAIS

Perturbações do paladar

Uma solução aquosa de clorhexidina tem um sabor amargo. Testes objectivos da sensação gustativa confirmaram um certo efeito da clorexidina na perceção do doce e do salgado. A interferência na sensação gustativa é provavelmente causada pela desnaturação das proteínas de superfície das papilas gustativas.

Coloração

A utilização de clorexidina tem sido registada como mancha frequente dos dentes e das restaurações. Geralmente, observa-se uma descoloração acastanhada escura dos dentes e da língua após a utilização do elixir bucal com clorexidina.

A coloração dos dentes pode ser facilmente removida de superfícies lisas. Assim, é provável que o material colorido esteja sobre ou dentro da película adquirida.

Os efeitos secundários gerais e sistémicos da clorhexidina são extremamente raros **Foulkes (1973)**[143] **Rushton (1977)**[144].

OPTIMIZAÇÃO DA UTILIZAÇÃO DA CLOREXIDINA

O efeito antibacteriano da clorexidina baseia-se na sua capacidade de interagir com a membrana celular bacteriana e, assim, rompê-la. No entanto, a clorexidina não distingue entre a proteína bacteriana e outras proteínas encontradas na placa bacteriana madura. Assim, para otimizar o efeito da clorexidina, as proteínas estranhas devem primeiro ser removidas, idealmente de forma profissional. A clorexidina é um agente antiplaca que previne a formação da placa bacteriana.

A clorexidina não deve ser utilizada antes ou imediatamente após a utilização de pasta dentífrica. Os tensioactivos aniónicos presentes nas pastas podem reduzir a entrega eficaz da clorexidina à superfície dentária numa forma ativa. As pastas dentífricas devem ser utilizadas antes da utilização da clorexidina e o excesso de pasta deve ser lavado com água.

A coloração das superfícies dentárias deve-se à reação de precipitação local que ocorre entre a clorexidina ligada aos dentes e os cromogéneos presentes nos alimentos e bebidas. O efeito pode ser minimizado limitando a ingestão de tais alimentos e bebidas durante a utilização da clorexidina.

CLORHEXIDINA TÓPICA E DE LIBERTAÇÃO PROLONGADA

As vantagens da utilização de dispositivos de administração controlada incluem

1. Melhor adesão dos doentes.
2. Reforço ou melhoria da resposta farmacocinética.
3. Maior acesso e capacidade de posicionar o medicamento junto à doença.
4. Capacidade de administrar uma dose mais baixa do medicamento numa concentração mais controlada.

REVESTIMENTO POLIMÉRICO DE CLOREXIDINA

Uma única aplicação supragengival de etilcelulose com clorexidina resultou num índice de placa significativamente mais baixo durante 3 dias e num índice gengival durante 4 dias. O revestimento impediu a acumulação de placa e também não houve coloração dos dentes, apesar da concentração relativamente elevada (3% p/v) de clorhexidina. Atualmente, estão disponíveis géis de clorexidina a 1%, 0,2% e 0,12%.

PASTILHA DE GLUCONATO DE CLOREXIDINA

A pastilha de clorexidina é uma pastilha retangular laranja-castanha, arredondada numa das extremidades (Fig. 17). Mede 4x5x0,35 mm para inserção nas bolsas periodontais (Fig. 18).

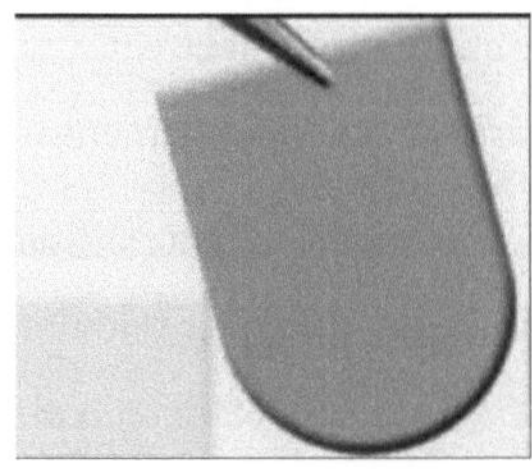

Fig 17 Pastilha de clorexidina

Pesa 7,4 mg e contém 2,5 mg de gluconato de clorexidina numa matriz de gelatina. O chip é uma matriz biodegradável de gelatina hidrolisada (reticulada com glutaraldeído). O chip de gluconato de clorexidina também contém glicerina e água purificada. O gluconato de clorexidina é um agente antimicrobiano.

Quimicamente, é designado como 1,1'-hexametilenobis [5- (*pclorofenil*)biguanida] di-D-gluconato, e a sua fórmula molecular é $C_{22}H_{30}Cl_2N_{10}.2C_6H_{12}O_7$. O peso molecular é de 897,8.

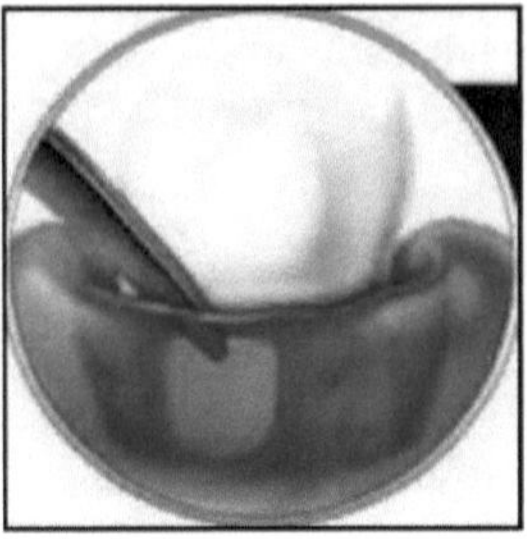

Fig 18 Colocação da pastilha de clorexidina na bolsa com um forcado de algodão

Jeffcoat et al (1998)[145] sugeriram que a pastilha de clorexidina é uma quimioterapia adjuvante segura e eficaz para o tratamento da periodontite em adultos.

Killoy (1998)[146] referiu que a pastilha de clorexidina, quando utilizada em conjunto com a destartarização e o alisamento radicular, demonstrou uma melhoria significativa na redução da profundidade da bolsa à sondagem, no nível de fixação à sondagem e na hemorragia à sondagem, em comparação com a destartarização e o alisamento radicular isolados. Este sistema de aplicação, em combinação com a destartarização e o alisamento radicular, também resultou num número significativamente maior de reduções da profundidade de sondagem de 2 mm ou mais. O sistema é seguro e eficaz.

A colocação do chip é normalmente efectuada em menos de 1 minuto. Não necessita de sistema de retenção, biodegrada-se e não requer uma consulta dentária de acompanhamento.

Soskolne et al (1998)[147] indicaram que o chip de clorexidina fornece 125µg/ml de clorexidina no local, e pode manter níveis clinicamente eficazes de clorexidina no fluido crevicular gengival das bolsas periodontais durante mais de 1 semana sem absorção sistémica detetável.

Killoy (1999)[148] concluiu que, quando usado com raspagem e alisamento radicular, o chip de clorexidina oferece ao clínico um novo método para alcançar e manter a estabilidade periodontal.

Jeffcoat et al (2000)[149] indicaram que a pastilha de clorexidina, quando utilizada como adjuvante da destartarização e aplainamento radicular, reduziu significativamente a perda de osso alveolar.

Heasman et al (2001)[150] observaram que o chip de gluconato de clorexidina é benéfico para os doentes em terapia de manutenção, embora o benefício não seja aparente até 6 meses após a colocação.

Henke et al (2001)[151] concluíram que a utilização de pastilhas de clorexidina como adjuvante em pacientes com periodontite de clínica geral aumentou os custos, mas reduziu as cirurgias ao longo de um ano. No final do estudo, os periodontistas recomendaram tratamentos cirúrgicos adicionais semelhantes para ambos os grupos.

Azmak et al (2002)[152] sugerem que a aplicação de pastilhas de clorexidina após a destartarização e o alisamento radicular é benéfica na melhoria dos parâmetros periodontais e na redução dos níveis de metaloproteinase-8 da matriz do fluido crevicular gengival durante 6 meses. A utilização de um teste de periodontite de vareta para a metaloproteinase de matriz-8 pode ser uma ferramenta de diagnóstico adjuvante útil na monitorização do curso do tratamento com pastilhas de clorexidina.

Daneshmand et al (2002)[153] , no seu estudo sobre lesões de periodontite bilateral em 13 adultos, sugerem que o tratamento com pastilhas de clorexidina de lesões de periodontite em adultos proporciona poucos ou nenhuns benefícios antimicrobianos adicionais em comparação com a destartarização e o alisamento radicular completos.

Grisi et al (2002)[154] concluíram que a pastilha de clorexidina não proporcionou qualquer benefício clínico ou microbiológico para além do obtido com a destartarização convencional e a planificação radicular, após um período de 9 meses.

Reddy et al (2003)[155] indicaram que o chip de clorexidina de libertação controlada, administrado localmente, pode melhorar a quantidade de ganho ósseo durante os procedimentos de regeneração de tecidos guiados. Estes dados apoiam a evidência de que o controlo da infeção é uma variável importante para o sucesso da regeneração.

INDICAÇÕES E UTILIZAÇÃO

O gluconato de clorexidina em pastilhas é indicado como adjuvante de procedimentos de destartarização e alisamento radicular para reduzir a profundidade das bolsas em pacientes com periodontite em adultos.

A pastilha de gluconato de clorexidina pode ser utilizada como parte de um programa de manutenção periodontal, que inclui uma boa higiene oral e uma raspagem e planeamento radicular (Fig. 19).

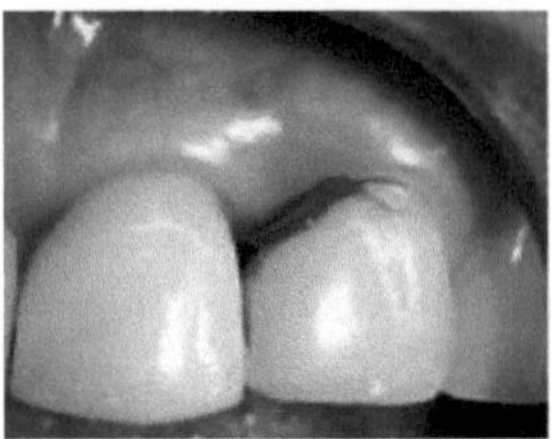

Fig 19 Colocação da pastilha de clorexidina na bolsa

CONTRA-INDICAÇÕES

O gluconato de clorexidina em pastilhas não deve ser utilizado em nenhum doente que tenha uma sensibilidade conhecida à clorexidina.

DOSAGEM E ADMINISTRAÇÃO

É inserida uma pastilha de clorexidina numa bolsa periodontal com uma profundidade de bolsa de sondagem (PD) $\geq$ 5 mm. Podem ser inseridos até 8 chips numa única visita. Recomenda-se que o tratamento seja administrado uma vez a cada três meses em bolsas com profundidade de sondagem ainda $\geq$ 5 mm.

A bolsa periodontal deve ser isolada e a área circundante seca antes da inserção da limalha. A pastilha deve ser agarrada com uma pinça (de modo a que a extremidade arredondada fique afastada da pinça) e inserida na bolsa periodontal até à sua profundidade máxima. A pastilha não precisa de ser removida, uma vez que se biodegrada completamente.

No caso improvável de deslocamento da pastilha, são recomendadas várias acções, dependendo do dia da perda da pastilha.

Se o deslocamento ocorrer 7 dias ou mais após a colocação, o sujeito deve ser considerado como tendo recebido um tratamento completo.

Se o deslocamento ocorrer dentro de 48 horas após a colocação, deve ser inserido um novo chip. Se o deslocamento ocorrer mais de 48 horas após a colocação, o dentista não deve substituir o chip, mas reavaliar o paciente aos 3 meses e inserir um novo chip se a profundidade da bolsa não tiver sido reduzida para menos de 5 mm.

COMO É FORNECIDO E ARMAZENADO

A pastilha de gluconato de clorexidina (2,5 mg) é fornecida como uma pastilha pequena, castanha-alaranjada, retangular (arredondada numa extremidade), em caixas de 10 pastilhas. Cada pastilha é embalada individualmente num compartimento separado de uma embalagem blister de alumínio.

As pastilhas de gluconato de clorexidina são armazenadas a uma temperatura ambiente controlada de 15° - 25°C (59° - 77°F).

13. METRONIDAZOL

O metronidazol, um composto de nitroimidazol, foi desenvolvido em França durante a década de 1950 para tratar infecções por protozoários. Em 1962, **Schinn** observou que, quando o medicamento era administrado para tratar a infeção por *Trichimonas vaginalis*, a gengivite ulcerosa desaparecia. Posteriormente, **Davies et al** referiram que o metronidazol matava espiroquetas e, no início da década de 1970, os investigadores confirmaram a sua atividade bactericida contra anaeróbios obrigatórios. Publicações mais recentes indicaram que este medicamento era utilizado com maior frequência no tratamento de infecções vaginais anaeróbias, parasitárias e inespecíficas. Uma vez que as doenças periodontais estavam frequentemente associadas a bactérias anaeróbias, o metronidazol foi avaliado isoladamente e em conjunto com a terapia convencional para determinar se a sua utilização poderia melhorar o estado periodontal.

FARMACOLOGIA

A estrutura química do metronidazol consiste numa molécula não carregada de baixo peso molecular e é relativamente inativa. Após a administração oral de uma dose única de 250 mg, 500 mg ou 2 g de metronidazol em adultos saudáveis, em jejum, as concentrações plasmáticas máximas do fármaco inalterado são atingidas dentro de 1 a 3 horas e a média é de 4,6 a 6,5 µg/ml, 11,5 a 13 µg/ml e 30 a 45 µg/ml, respetivamente. A ingestão simultânea de alimentos não inibe a biodisponibilidade; no entanto, a absorção pode ser retardada. A meia-vida sérica é de 5,2 a 8,6 horas (média de 7,3 horas). O seu efeito bactericida não é alterado por alterações do pH no intervalo de 5,5 a 8,33. O fármaco é metabolizado principalmente no fígado e os seus metabolitos são excretados na urina e nas fezes.

A concentração de metronidazol no FGC variou consoante a técnica de avaliação, a dose de carga e o número de doses ingeridas. A quantidade de fármaco no soro e no FGC era geralmente equivalente, mas **Britt e Pohlod** referiram que a concentração no FGC era apenas metade da encontrada no soro. Além disso, parece haver uma gama de concentrações que dependem do doente.

Após a ingestão do medicamento, o metronidazol entra nas células dos mamíferos, bem como nas bactérias aeróbias e anaeróbias, por difusão. Quando o grupo nitro do composto é reduzido pela nitroredutase (uma proteína de transporte de electrões semelhante à ferrodoxina), é criado um gradiente de concentração e mais medicamento entra nas células.

A redução precipita a libertação de produtos tóxicos (nitro, nitroso, radicais livres de nitroso e derivados de hidroxilamina). Pensa-se que estes produtos intermédios interferem com a síntese de ADN, causando perturbações nos organismos envolvidos. O processo de redução ocorre a baixos potenciais de oxidação-redução associados a condições anaeróbias; por conseguinte, o medicamento é relativamente específico para os anaeróbios.

ESPECTRO DE ACTIVIDADE

O metronidazol é bactericida a baixas concentrações para a maioria dos anaeróbios, como *Bacteroides, Fusobacteria* e *Treponemes*. É mais ativo contra bacilos anaeróbios Gram-negativos. O metronidazol é mais ativo contra os bacilos anaeróbios gram-negativos que incluem *P. Gingivalis, P. Intermedia, F. Nucleatum e B. Forsythus*.

Os organismos afectados são normalmente mortos a uma concentração de 0,25 a 4 μg/ml. As bactérias frequentemente não afectadas pelo metronidazol incluem organismos aeróbicos, facultativos e microaerofílicos. A suscetibilidade dos cocos Gram-positivos tem variado. Uma vez que o metronidazol não tem atividade contra um amplo espetro de organismos, foi combinado com outros agentes no tratamento de infecções mistas.

Muitos artigos indicam que os anaeróbios raramente desenvolvem resistência a este medicamento. No entanto, alguns organismos pareciam manifestar resistência ao metronidazol após utilização prolongada (ou seja, algumas estirpes de *T. vaginalis e B. fragilis*). Foram propostos dois mecanismos para explicar os raros casos de resistência adquirida: diminuição da capacidade de redução do metronidazol e diminuição da absorção do fármaco.

METRONIDAZOL COMO ADMINISTRAÇÃO LOCAL DE MEDICAMENTOS

O metronidazol administrado localmente foi incorporado em géis, colagénio, tubos de diálise, pastas de óxido de zinco - eugenol, películas de etilcelulose e tiras acrílicas para uma administração subgengival sustentada.

Um gel contendo metronidazol a 25%, que é geralmente eliminado dos locais subgengivais no prazo de 24 horas após a colocação, altera a colocação clínica de forma semelhante ao desbridamento radicular e pode melhorar a cicatrização precoce após a cirurgia de regeneração tecidular guiada. Foram descritas melhores reduções da profundidade de sondagem, mas não alterações da fixação periodontal, para uma película de colagénio com metronidazol a 5%.

Wan Yusof et al (1985) [165] compararam os efeitos do penso de deslocamento de óxido de zinco eugenol incorporando 5% de metronidazol com o penso de óxido de zinco eugenol isolado e uma simples raspagem e alisamento radicular na resolução da doença periodontal inflamatória crónica. Os resultados indicam que os pensos de óxido de zinco eugenol com metronidazol foram mais capazes de resolver a inflamação do que o mesmo penso sem o medicamento.

Addy & Moran et al (1988)[166] avaliaram a utilização de um antimicrobiano contendo tiras acrílicas no tratamento da doença periodontal crónica num estudo de acompanhamento de 3 meses. Um total de 75 pacientes foram incluídos no estudo. A clorexidina, o metronidazol e a tetraciclina foram introduzidos nas bolsas periodontais num veículo de resina acrílica e os resultados foram comparados com os locais aplainados e não tratados. Verificou-se uma melhoria significativa em todos os grupos, embora a magnitude e a duração tenham sido maiores nos grupos do metronidazol e do alisamento radicular.

Needleman et al (1989)[167] testaram a inserção adjuvante de gel de metronidazol a 1% nas áreas de furca durante a manutenção periodontal e concluíram que os locais experimentais não apresentavam diferenças significativas quando comparados com os controlos.

Pedrazzoli et al (1992)[168] avaliaram os efeitos clínicos e microbiológicos da aplicação tópica de um gel de metronidazol e de uma única sessão de destartarização subgengival no tratamento da periodontite em adultos. Ambos os tratamentos foram eficazes na redução da profundidade da bolsa à sondagem e da hemorragia à sondagem. O metronidazol tendeu a ser um pouco melhor do que a destartarização durante o período de estudo e os efeitos clínicos de ambos os tratamentos persistiram durante todo o período de observação de 6 meses. O tratamento local com metronidazol induziu uma mudança significativa e duradoura na flora subgengival para uma composição mais compatível com a saúde e comparável à obtida por desbridamento mecânico. As proporções de anaeróbios de pigmentação negra, incluindo *Prevotella intermedia*, e o número de *espiroquetas* foram significativamente reduzidos após ambos os tratamentos, com um aumento concomitante das proporções de *estreptococos*. Embora a descamação tenha resultado num aumento estatisticamente significativo da proporção de *A. Actinomycetemcomitans*, este facto foi evitado após o tratamento com metronidazol.

Ainamo et al (1992)[169] compararam um gel dentário recentemente desenvolvido com metronidazol a 25% com a raspagem subgengival no tratamento da periodontite em adultos. A diferença entre os tratamentos foi estatisticamente significativa, mas considerada clinicamente sem importância.

Klinge et al (1992)[170] analisaram a eficácia clínica da destartarização com a aplicação de 3 preparações/frequências de dose diferentes de metronidazol tópico no tratamento da periodontite em adultos. Recomendaram a utilização de uma preparação que requeresse o menor número possível de aplicações. O melhor candidato para a terapia medicamentosa seria, portanto, o tratamento com metronidazol 25% aplicado uma vez por semana durante 2 semanas.

Stoltze et al (1992)[171] estudaram a concentração de metronidazol nas bolsas periodontais após a aplicação única de um gel dentário a 25%. Foram colhidas amostras de fluido crevicular gengival com papel periódo. A concentração mínima de inibição (MIC_{50}) para periopatógenos anaeróbicos susceptíveis ao metronidazol foi inferior a 1 µg/ml. Verificaram que a concentração era superior a 1 iig/ml em todas as amostras após 4 horas e 8 horas, em 92% após 12 horas, em 50% após 24 horas e em 8% após 36 horas. Concluíram que as concentrações de metronidazol nas bolsas estavam geralmente acima da CIM_{50} para periodontopatógenos susceptíveis 24 horas após uma aplicação de um gel de metronidazol a 25%.

Stoltze et al (1992)[172] observaram a absorção sistémica do metronidazol após uma aplicação de um gel dentário de metronidazol a 25% em bolsas periodontais inflamadas. Concluíram que a carga sistémica após uma aplicação de gel não é suscetível de exceder a observada após um comprimido de 250 mg de metronidazol. Além disso, os resultados indicaram que podem ser obtidas concentrações mais elevadas de metronidazol nas bolsas periodontais sem induzir concentrações plasmáticas elevadas. As concentrações plasmáticas máximas variaram entre 223 e 1303 mg/ml e foram atingidas num período de 2 a 8 horas. A biodisponibilidade média do gel dentário de metronidazol foi de 71%.

Wade et al (1992)[173] demonstraram que as tiras de tetraciclina, as tiras de metronidazol e as tiras de alisamento radicular e metronidazol eram mais eficazes do que as tiras de clorexidina na redução da contagem total de anaeróbios e do rácio anaeróbios/aeróbios.

Loesche et al (1992)[174] registaram uma redução da necessidade de cirurgia periodontal após a aplicação faseada de metronidazol em doentes com periodontite grave.

Sander et al (1994)[175] indicaram que a aplicação local de gel de metronidazol tem um efeito benéfico na cicatrização de defeitos verticais periodontais tratados por regeneração tecidular guiada.

Stelzel et al (1996)[176] concluíram que a aplicação de um gel dentário de metronidazol a 25% em pacientes com recall parece ser tão eficaz nos parâmetros clínicos e microbiológicos investigados como a destartarização subgengival.

Noyan & Kadir et al (1997)[177] compararam a administração sistémica (**Flagyl**) e local (**Elyzol**) de metronidazol em pacientes com periodontite em adultos. Concluíram que ambos os grupos de tratamento resultaram numa melhor resolução da infeção do que os tratamentos puramente mecânicos e com metronidazol puro. Mas o metronidazol local em combinação com a destartarização e o alisamento radicular parece ser mais eficaz em termos de produzir melhorias clínicas e microbianas.

Stelzel et al (1997)[(178)], num estudo a longo prazo, concluíram que a aplicação de um gel dentário com metronidazol a 25% conduziu, em doentes recordados, a uma melhoria dos parâmetros clínicos e microbiológicos investigados, comparável à destartarização subgengival. Após 24 meses, os parâmetros clínicos ainda apresentavam uma melhoria muito ligeira em relação aos valores de base; após 18 meses, a microflora tinha voltado à sua composição de base.

Lie et al (1998)[179] concluíram que existe um ligeiro efeito de aumento do gel de metronidazol e da pomada de tetraciclina em comparação com a destartarização e o alisamento radicular isolados.

Rudhart et al (1998)[180] verificaram que, em pacientes recordados, a aplicação local de metronidazol e a destartarização e alisamento radicular apresentaram efeitos clínicos e microbiológicos semelhantes, sem diferenças estatisticamente significativas.

Palmer et al (1999)[181] confirmaram que os fumadores têm uma resposta mais fraca ao tratamento da PRS, independentemente da aplicação de metronidazol sistémico ou localmente.

Stelzel et al (1999)[182] concluíram que a aplicação local repetida de metronidazol como adjuvante da SRP e o tratamento mecânico isolado apresentaram efeitos clínicos e microbiológicos semelhantes, sem diferenças estatisticamente significativas, com exceção da *P. intermedia.*

Griffiths et al (2000)[183] concluíram que a terapia combinada de destartarização e alisamento radicular e gel de metronidazol foi superior ao tratamento convencional de destartarização e alisamento radicular isolado, e estas diferenças mantiveram-se durante 9 meses.

14. COMPARAÇÃO ENTRE DIFERENTES SISTEMAS DE ADMINISTRAÇÃO LOCAL DE MEDICAMENTOS[101,118,125,184]

1) **Farmacocinética**

2) **Efeitos clínicos**

3) **Tipos de doenças tratadas**

4) **Tipos de defeitos tratados**

1) Farmacocinética

Dispositivos	**Reabsorvível (Tempo)**	**Tipo**	**GCF Mg / ml**	**CIM - 90 (mg / ml)**	**t ½ (Horas)**	**t MIC90 (Horas)**
Tetraciclina Fibra	Não	Controlado > 240 horas	1500	50	NA	264
			(Tonetti M et al 1990)			
Metronidazol gel	Sim (1 dia)	Sustentado	NA	32	3.4	16
			(Stoltze et al 1992)			
Pastilha de clorixidina	Sim (8 dias)	Controlado	150	100	72	235
			(Soskolne et al 1998)			
Minociclina gel	Sim (1 dia)	Sustentado	NA	16	3.9	21
			(Satomi et al 1987)			
Polímero de doxiciclina	Sim (27 dias)	Controlado	420	NA	NA	NA
			(Stoller et al 1998)			

2) Efeitos clínicos[125]

Tratamento	**N**	**Profundidade de sondagem Redução (em mm)**	CAL (mm)	**Redução da hemorragia à sondagem (% de locais)**
S/RP + fibra de tetraciclina	13	1.35	0.75	51
S/RP + Minociclina gel	14	0.95	0.45	39
S/RP + Metronidazol gel	14	0.87	0.57	40

S/RP	13	0.60	0.26	35

[Radvar et al, 1996].

Os efeitos clínicos e microbiológicos de 3 polímeros biodigradáveis aplicados localmente após a terapia periodontal inicial foram avaliados num ensaio clínico controlado, simples, cego, aleatório e de conceção paralela. **(Salvi et al, 2002)**

47 pacientes foram distribuídos aleatoriamente para receber **Atridox** (doxiciclina), **Elyzol** Dental gel (Metronidazol) ou **Periochip** (Clorexidina) em bolsas residuais> 5 mm. A terapia resultou num aumento estatisticamente significativo dos níveis médios de fixação à sondagem para o Atridox e numa redução significativa da profundidade de sondagem para os 3 dispositivos. Para além disso, foi obtido um nível de fixação à sondagem significativamente superior nos locais tratados com Atridox quando comparado com os locais tratados com Elyzol gel.

Sistema	**N**	**Duração do estudo**	**S/RP**	**Monoterapia**	**Combinado**
Fibra de teraciclina (**Newman MG et al, 1994**)	113	6 meses	1,08 mm	NA	1,81 mm
(**Newman MG et al, 1994**)	447	9 meses	0,65 mm	NA	0,95 mm.
Minociclina gel (**Van Steenberghe D et al, 1993**)	103	3 meses	1,40 mm	NA	1,70 mm
Metronidazol gel. (**Ainamo J et al, 1992**)	206	6 meses	1,50 mm	1,30 mm	1,50 mm
Polímero de doxiciclina (**Garett S et al, 1997**)	383	9 meses	1,30 mm	1,30 mm	NA

A partir dos dados acima mencionados, em forma de tabela, pode concluir-se que, de todos os agentes de administração local de medicamentos experimentados, as tetraciclinas parecem ser as mais promissoras, de preferência quando utilizadas como terapia combinada, embora todos os estudos tenham apresentado resultados contrastantes.

3) Tipos de doenças tratadas com sistemas locais de administração de medicamentos

Todos os sistemas de administração de fármacos foram utilizados para tratar doentes com Periodontite do Adulto. Apenas as fibras de tetraciclina foram utilizadas como parte do tratamento de doentes com periodontite agressiva. No que diz respeito à periodontite do adulto, as fibras de tetraciclina não foram eficazes para o tratamento num estudo de **Mandel et al (1986)**[103]. No entanto, noutro pequeno estudo (**Lowenguth R, 1993**), proporcionaram algum benefício. **Bernimoulin et al** trataram com sucesso pacientes com periodontite rapidamente progressiva utilizando fibras de tetraciclina.

Riep et al (1996) referiram que a administração local de metronidazol não foi eficaz na supressão das infecções por AA.

4) Tipos de defeitos tratados com sistemas de distribuição local

Até à data, nenhum estudo abordou a utilização da administração local de medicamentos em tipos específicos de defeitos periodontais (por exemplo: intra-ósseos, furcas de classe II, etc.). Existem alguns dados preliminares sobre o uso de gel de metronidazol em conjunto com os procedimentos de RTG (**Sander L et al 1994**)[175].

15. CONTROVÉRSIAS ASSOCIADAS À UTILIZAÇÃO DA ADMINISTRAÇÃO LOCAL DE MEDICAMENTOS[118]

A) Administração local de medicamentos: Alternativa ou adjuvante à terapia convencional?

__Argumentos contra:__

Os pacientes com periodontite adulta com S/RP obtêm resultados clínicos semelhantes aos da terapia medicamentosa isolada, evitando assim a utilização de medicamentos e o potencial de indução de estirpes bacterianas resistentes aos medicamentos.

O planeamento radicular pode perturbar e remover de forma benéfica os biofilmes que podem ser impermeáveis à administração local de medicamentos.

O planeamento radicular pode remover cálculos que podem albergar endotoxinas e servir de nidus para a acumulação de placa bacteriana.

O planeamento radicular dos pacientes em manutenção pode ser menos dispendioso para a administração em torno de todos os dentes afectados

__Argumentos a favor__:

- A administração local de medicamentos é tecnicamente mais fácil de realizar do que o planeamento radicular e demora menos tempo.
- Não remove o cemento, o que pode resultar em sensibilidade radicular.
- Evita a instrumentação de bolsas profundas e tortuosas.
- Mais confortável para os pacientes.
- Em geral, a instrumentação mecânica é eficaz no tratamento da periodontite do adulto, pelo que é difícil justificar uma terapia combinada (SRP mais administração local de fármacos), a não ser que possa claramente obter melhores resultados clínicos. Entretanto, nos doentes com doença periodontal recorrente, a administração local de fármacos é necessária como tratamento alternativo adjuvante da terapia periodontal de suporte.

B) Resistência aos antibióticos associada à administração local de medicamentos

A administração local de medicamentos proporciona uma concentração elevada num local específico, reduzindo assim o potencial de desenvolvimento de resistência bacteriana aos medicamentos devido a uma dosagem ineficaz dos mesmos. No entanto, quantidades subletais de fármaco saem das bolsas durante a terapia. Por conseguinte, existe a possibilidade de a administração local de fármacos contribuir para o desenvolvimento ou a seleção de estirpes bacterianas resistentes aos fármacos noutras áreas que não os locais de Rx.

Goodson & Tanner (1992) monitorizaram 3 doentes durante 6 meses após a utilização de fibras de tetraciclina e observaram que um aumento inicial de organismos resistentes não era detetável após 6 meses. Da mesma forma, Larsen, Borden et al, 1993 relataram um aumento transitório de estirpes resistentes a medicamentos após a administração local de medicamentos com doxiciclina.

No que diz respeito ao gel de metronidazol, **Petrazolli et al (1993)** encontraram resistência entre *A. actinomycetemcomitans e P. intermedia* que não foi detectada 6 meses após a administração local do medicamento.

Preus et al (1997) também registaram um aumento temporário de estirpes resistentes após a aplicação local de pomada de minociclina.

Razão para a seleção transitória e o aumento de organismos resistentes aos medicamentos:

As bactérias, como os estreptococos, desenvolveram resistência à tetraciclina e, normalmente, representam uma percentagem mais elevada da flora após a morte de outros micróbios. No entanto, com o passar do tempo, as bactérias repovoam o sulco, diluindo assim estes organismos resistentes aos medicamentos.

No entanto, os terapeutas não devem ter a falsa sensação de segurança de que a administração local de medicamentos com antibióticos não corre o risco de contribuir para o aumento dos níveis de resistência aos medicamentos.

A este respeito, Walker et al., 1996, indicaram que o nível de resistência à tetraciclina num painel de 300 organismos avaliados em 1985 e 1995 aumentou 72%.

C) Reacções adversas

Uma vantagem da administração local de medicamentos é a probabilidade de redução da incidência de efeitos adversos associados à administração sistémica. No entanto, a administração local destes agentes requer a mesma precaução que a utilização sistémica de medicamentos.

A ocorrência de candidíase oral, dor aquando da inserção, alergia, desenvolvimento de abcessos, sensibilidade dentária, aceitabilidade por parte do doente e interferência no paladar parecem ser mínimas após a administração local de medicamentos. (**Drisko CL et al, 1995; Ainamo et al, 1995; Radvai M et al, 1996**)

A administração local de anti-sépticos pode minimizar os possíveis efeitos adversos atribuídos aos antibióticos.

D) Comparação entre a administração local de medicamentos e os antibióticos sistémicos

Até à data, quatro estudos compararam a eficácia da administração local de medicamentos e a administração de antibióticos sistémicos.

Bermimoulin et al (1996) selecionaram 28 pacientes com PPR: 14 pacientes foram tratados com fibras de tetraciclina e 14 receberam amoxicilina & claverlanato de potássio 500 mg t.i.d. durante 2 semanas. Após 12 meses, não houve diferença entre os 2 grupos no que respeita à redução da profundidade de sondagem (1,5 v/s. 2,3 mm) e ao ganho de ligação clínica (0,7 v/s 1,1 mm).

Do mesmo modo, outros verificaram que não existiam diferenças nos resultados clínicos quando a aplicação de metronidazol 25% em gel foi comparada com metronidazol sistémico (**Drisko Cl et al, 1993; Noyano, Yolmazs et al, 1997**).

<u>Comparação da eficácia do sistema de administração sistémica e local de medicamentos</u>

Sistémico	**Local**
* Assegurar a administração do medicamento na base da bolsa	* Concentração elevada de droga
* Tratamento de potenciais reservatórios de reinfeção bacteriana	* Efeitos secundários mínimos
* Afetar a invasão dos tecidos	* Menos dependência da adesão do paciente
* Menos tempo	
* Tratar vários locais em simultâneo	
* Menos dispendioso	
* Existem vários medicamentos disponíveis.	

Comparação de métodos de tratamento

Referência	**Redução da DP (CAL)**	**Redução da DP (CAL)**
PD inicial	4-6 mm	≥ 7 mm
Estudos de aplainamento radicular	**Redução da DP (CAL)**	**Redução da DP (CAL)**
Hill et al, 1981	1.16 (-0.10)	2.76 (0.47)
Philstrom et al, 1981	0.71 (0.41)	1.21 (0.47)
Ramfjord et al, 1987	1.08 (-0.32)	2.92 (0.69)
Hammerle et al, 1991	1.03 (0.69)	2.28 (1.52)

Referência	**Redução da DP (CAL)**
PD inicial	4-6 mm

Repetir o aplainamento da raiz	**Redução da DP (CAL)**
Listgarten et al, 1978	2,20 (NA)
Torfason et al, 1979,	2,70 (NA)
Magnurson et al, 1984	2.30 (NA)

Alisamento radicular + Antibióticos sistémicos	**Redução da DP (CAL)**
Gordon et al, 1985 (Clindamicina)	NA (1,5)
Magnuson et al, 1991 (Amox + Clav K)	2.50 (2.0)
Loesche et al, 1991 (Metronidazol)	0.75 (0.40)
Loesche et al, 1992 (Metronidazol)	1.72 (0.79)

Aplainamento radicular + administração	**Redução da DP (CAL)**

local de medicamentos :	
Newman et al, 1994 (fibras de tetraciclina)	1.81 (1.56)
Stelzel / Flores de Jackoby, 1996 (gel de metronidazol)	1,30 (NA)
Timmermans et al, 1996 (Minociclina ge[l])	2.30 (1.30)
Jeffcoat et al, 1998 (pastilha de clorexidina)	0.95 (0.75)

E) Seleção de antibióticos

Os locais e os pacientes que não respondem à terapia convencional respondem frequentemente ao tratamento com antibióticos. As tetraciclinas têm sido frequentemente administradas a doentes que não respondem, uma vez que são de largo espetro e eficazes *in vitro* contra muitos agentes patogénicos periodontais putativos, incluindo *A. actinomycetemcomitans*. No entanto, vários estudos indicaram que os doentes previamente tratados com tetracilinas não responderam bem e que outros antibióticos proporcionaram um resultado eficaz (**Magnusson I et al 1989; Loesche WJ et al 1991**). Atualmente, não existe um medicamento único de escolha e o antibiótico tem de ser selecionado arbitrariamente.

F) Reduzir a necessidade de cirurgia

Loesche et al (1996) concluíram que a administração sistémica e local de medicamentos em conjunto com a terapia mecânica era capaz de reduzir a necessidade de cirurgia periodontal. Contudo, o desenho do estudo era complexo e consistia na administração de 1 ou 2 antibióticos sistémicos (Doxiciclina, Metronidazol), seguidos de até 3 tratamentos locais de administração de fármacos (Metro e/ou Clorexidina). A investigação não permitiu delinear claramente a capacidade da administração local de medicamentos para reduzir a necessidade de cirurgia.

Dois estudos que examinaram a eficácia da administração local de medicamentos na furca demonstraram melhorias significativas a curto prazo após a aplicação repetida de fibras de tetraciclina (**Tonetti M et al, 1998**).

16. CONCLUSÃO

Embora a administração local de agentes antimicrobianos nas bolsas periodontais ofereça possibilidades interessantes na terapia periodontal, é necessária mais investigação para delinear o papel adjuvante ou alternativo destas modalidades de tratamento no tratamento a curto e longo prazo da gengivite e da periodontite.

A maioria das terapias antimicrobianas locais adjuvantes revelaram-se, até à data, em estudos clínicos, meramente tão eficazes como o desbridamento mecânico convencional e raramente apresentaram resultados superiores.

A maioria dos estudos clínicos monitorizou o efeito da administração local de agentes antimicrobianos em variáveis caraterísticas da gengivite e não necessariamente da periodontite. Além disso, alguns sistemas de administração local de fármacos podem até representar um risco de resultados clínicos inferiores.

Desconhece-se o risco de crescimento excessivo de organismos oportunistas, como leveduras, bastonetes entéricos, pseudomonadas e outros agentes patogénicos putativos resistentes após a terapia medicamentosa local.

A administração local de antimicrobianos é valiosa quando utilizada como adjuvante do desbridamento mecânico e não deve ser utilizada como substituto da terapia mecânica.

São necessários estudos clínicos controlados para determinar a eficácia e a segurança dos sistemas de administração local e dos agentes antimicrobianos químicos no tratamento a longo prazo da gengivite e da periodontite.

As recomendações para a terapia anti-infecciosa periodontal serão, sem dúvida, continuamente revistas, juntamente com o desenvolvimento de uma compreensão ainda melhor da microbiota periodontal patogénica e a disponibilidade de medicamentos novos e mais eficazes para controlar ou possivelmente curar infecções periodontais.

17. BIBLIOGRAFIA

1) ***Soskolne WA***. Entrega sub-gengival de agentes terapêuticos no tratamento de doenças periodontais. Crit Rev Oral Bio Med 1997; 8: 164174.

2) ***Listgarten MA***. A estrutura da placa dentária. Periodontol 2000 1994; 5: 52-65.

3) ***Haffajee AD, Socransky SS***. Agentes de etiologia microbiana de doenças periodontais destrutivas. Periodontol 2000, 1994; 5: 78-111.

4) ***Slots J, Ram T***. Microbiology of Periodontal disease - Contemporary oral microbiology & Immunology - St: CV Mosby Co. 1992: 425-443.

5) ***Academia Americana de Periodontologia, documento de posição***. Antibióticos sistémicos em Periodontia. J Periodontol 1996; 67: 831-838.

6) ***Adriaens PA, De Boever JA, Loesche WJ***. Invasão bacteriana no cemento e dentina radicular de dentes periodontalmente doentes em humanos. J Periodontol 1988; 59: 222-230.

7) ***Slots J, Rams T***. Local delivery of antimicrobials agents in the periodontal pocket. Periodontologia 2000; 10: 139-169.

8) ***Lang NP, Mombelli A, Attstrom R***: Placa dentária e cálculo: In Lindhe J, Karring T, Lang NP. Clinical Periodontology and Implant Dentistry: 4[th]ed New Delhi, 2003 Jaypee brothers: 81-105.

9) ***Scheie AA, Petersen FA***. O conceito de biofilme: consequências para a futura profilaxia das doenças orais. Crit Rev Oral Biol Med 2004; 15: 4-12.

10)***Socransky SS & Haffajee AD***. Biofilmes dentários: alvos terapêuticos difíceis. Periodontolol 2000, 2002; 28: 12-55.

11)***Relatório de Consenso para as Doenças Periodontais***. Patogénese e factores microbianos. Ann Periodontol 1996; 1: 926-932.

12)***Contreras A, Slots J***. Herpes vírus em doenças periodontais humanas. J Periodontol Res 2000; 35: 3-16.

13)***Konturri NV, Markkanen S, Markkanen H***. Effects of airpolishing on dental plaque removal and hard tissues as evaluated by scanning electron microscopy. J Periodontology 1990; 61: 334-338.

14)***Mombelli A, Wicki A, Lang NP***. O efeito do controlo da placa bacteriana em indivíduos com bolsas rasas e elevada prevalência de agentes patogénicos periodontais. J Clin Periodontol 1995; 22: 78-84.

15)***Beltrami M, Bickel M, Baehni PC***. O efeito do controlo da placa supragengival na composição da microflora subgengival na periodontite humana. J Clin Periodontol 1987; 14: 161-164.

16)***Hellstrom MK, Ramberg P, Krok L, Lindhe J***. The effect of supragingival plaque control on the subgingival microflora in human periodontitis. J Clin Periodontol 1996; 23: 934-940.

17)***McNabb H, Mombelli A, Lang NP***. Limpeza supragengival 3 vezes por semana. Os efeitos microbiológicos em bolsas moderadamente profundas. J Clin Periodontol 1992; 19: 348-356.

18)***Kaldahl WB, Kallwarf KL, Patil KD, Molvar MP, Dyer J***. Avaliação a longo prazo da terapia periodontal - Resposta a 4 modalidades terapêuticas. J Periodontol 1996; 67: 93-102.

19)***Rateiitschak - Pluss EM, Schwartz JP, Guggenheim R, Duggelin M, Rateitschak KH***. Tratamento periodontal não cirúrgico: onde estão os limites? Um estudo SEM. J Clin Periodontol 1992; 19: 240-244.

20)***Chan YK, Needleman IG, Clifford LR***. Comparação de quatro métodos de avaliação do desbridamento da superfície radicular. J Periodontol 2000; 71: 385-393.

21)***Clifford LR, Needleman IG, Chan YK***. Comparação da penetração na bolsa periodontal por inserções convencionais e micro ultra-sónicas. J Clin Periodontol 1999; 26: 124-130.

22)***Stambaugh RV, Dragoo M, Smith DM, Carasali L***. Os limites da raspagem subgengival. Int J Periodontics Restorative Dent 1981; 1: 30-41.

23)***Kepic TJ, O'Leary TJ, Kafrawy AH***. Remoção total de cálculo e objetivo atingível? J Periodontol 1990; 61: 16-20.

Printed by Books on Demand GmbH, Norderstedt / Germany

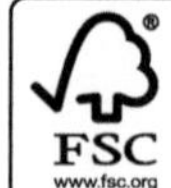

MIX
Papier aus verantwortungsvollen Quellen
Paper from responsible sources
FSC® C105338

Printed by Books on Demand GmbH, Norderstedt / Germany